**우리 집에
병원이 있다**

알기 쉽게 풀이한 최초의 가정상비의학서

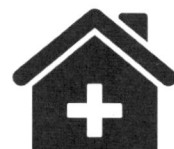

# 우리 집에 병원이 있다

손용섭 지음

"엄마 손은 약손"이 병을 치유하듯이
집에서 의사 없이 건강을 지키는
방법을 알려드립니다.

바른북스

# 저자의 글

**가정의학서를 펴며…**

스티브 잡스는 죽기 전에 이런 말을 했다고 한다. "값싼 시계도 시간은 가고 억만금을 주어도 목숨만은 살 수 없다."

인간은 병을 얻고 나면 영화의 막이 내리듯 끝이므로 건강할 때 건강을 저축해야만 한다. 인간은 대개 부와 명예, 그리고 권력 등을 추구하는 경우가 많으나 이는 건강했을 때의 욕망일 뿐 병들고 죽음에 이르면 모두가 허무하고 무상할 뿐이다.

이와 같이 건강을 잃고는 아무것도 소용없음을 알면서도 사람들은 평소 건강의 소중함을 망각하고 살아간다. 병들어 고통을 경험해 봐야 비로소 실감해서는 안 된다.

그러므로 의사가 아닌 평범한 사람도 의학적 지식을 어느 정도 갖추고 있어야 응급 상황에서도 신속히 대처할 수 있다. 신체의 이상 증후는 발병의 신호이기도 한 것이므로 증세에 따라 심각한 질병인지 짐작할 수 있는데 증세도 다양하여 경증의 병이면서도 심한 증세로 시작하는 경우도 있고 중증의 병인데도 증세가 가볍게 나타나는 수도 있어 의학적 상식은 누구에게나 갖추고 있어야 할 것이다.

특히 각 과 영역에 걸쳐 가급적 알기 쉽게 기술하였으며 병의 원인과 그에 따른 증세 진찰과 치료 및 특히 생활하는 동안에 주의할 점들은 상세히 기술해 보았다.

만약 이 책을 읽고 가벼운 증세라 하여 미루지 않고 조기에 치료하여 중증질환의 회복에 도움이 되었으면 한다.

끝으로, 문학적 체계도 갖추지 못한 졸고를, 이 한 권의 책으로 세상에 선보이게 된 것은 늘 소나무처럼 한결같은 저자의 아버지, 항상 응원과 격려를 아끼지 않는 어머니, 또한 서울시 공무원인 누나의 교정이 뒷받침되었음을 표하며 감사의 말씀을 올린다.

2024년 11월 18일
저자 손용섭

# 목 차

**저자의 글**
가정의학서를 펴며…

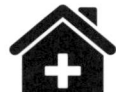

# 1장 시작하며
### 병은 하루아침에 생기는 것이 아니라 진행과정이 있다

- 일반인도 알아두면 쉽게 할 수 있는 심폐소생술(CPR) 응급처치법  12
- 여름철 무좀  15
- 부서진 마음  17
- 단백질이 부족하면 나타나는 현상  19
- 감기와 독감  21
- 일상에 꼭 필요한 12가지  23
- 치매  32

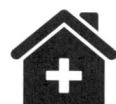

# 2장 영역별 질환에 대하여
### 작은 신호에도 더 살펴보고 귀 기울이면 질병이 보인다

## 감염성 질환 ......................................................... 037
- 면역부전증후군 37
- 급성부비강염(급성 축농증) 40
- 만성부비강염(만성 축농증) 42
- 만성 유선염 45
- 급성 화농성 우선염 46

## 피부질환 ......................................................... 049
- 접촉성피부염 49
- 베체트병 52
- 무좀 56
- 담마진(두드러기) 59
- 아토피성 피부염 61
- 어루러기 63
- 화상 65

## 소화기계 질환 ......................................................... 069
- 위산과다증 69
- 위십이지장 궤양 72
- 급성 위염 77
- 만성 위염 82
- 급성 장염 86
- 만성 장염 89
- 충수염(맹장염) 91
- 설사 94
- 만성 설사 97
- 과민성대장증후군 100

- 변비증 103
- 위경련 106
- 급성췌염 109
- 만성췌염 112

## 뇌 신경계와 정신질환    116

- 뇌출혈 116
- 뇌경색 118
- 정신분열증 120
- 불면증 125
- 두통 128
- 현기증 132
- 뇌전증 134
- 노인성 치매 139
- 파킨슨병 142
- 심신증 144
- 신경증 146
- 우울증 148
- 조울증 150
- 두부외상 152
- 외상성 뇌전증 154
- 안면신경마비 156
- 건강 염려증 159

## 부인과 질환    163

- 트리코모나스질염 163
- 질칸디다증(칸디다질염) 166
- 자궁근종 168
- 외음염 172

## 순환기계 질환    175

- 고혈압 175
- 저혈압 182
- 협심증 186
- 심근경색증 191
- 부정맥 195
- 동맥경화증 198

## 간장질환    203

- 전격성 간염 203
- 만성간염 206
- 지방간 209
- 간경변증 212
- 황달 217
- 알코올성 간염 221
- 바이러스성 간염 226

## 호흡기계 질환 — 232

- 감기증후군 232
- 급성 기관지염 239
- 만성 기관지염 242
- 기관지 천식 245
- 바이러스성 폐렴 248
- 세균성 폐렴 251
- 기관지 확장증 255
- 알레르기성 비염(코 알레르기) 258

## 운동기계 질환 — 261

- 신경통 261
- 통풍 264
- 관절염 268
- 류머티즘성 관절염 271
- 다발성근염 276
- 염좌 279

## 혈액계 질환 — 283

- 철 결핍성 빈혈 283
- 거대적아구성빈혈(악성 빈혈) 284

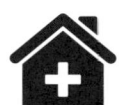

# 부록
### 증세로 짐작되는 각종 질환

1장

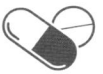

# 시작하며

병은 하루아침에 생기는 것이 아니라
진행과정이 있다

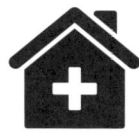

# 일반인도 알아두면 쉽게 할 수 있는
# 심폐소생술(CPR) 응급처치법

## 익수자 응급처치법

- 물에 빠진 사람 20~30분 후에도 소생 가능
- 기도 열고 이물질 빼낸 후 인공호흡 실시

여름철에는 찜통더위를 피해 산과 바다를 찾는 피서객들로 인산인해를 이룬다. 따라서 익사 사고에 대해 모두가 알고 있는 사항이지만 심폐소생술에 대해 다시 한번 강조하고자 한다.

먼저 물에 빠진 사람은 20~30분 후에도 소생이 가능하다는 점을 밝혀두고자 한다.

심폐소생술만 잘하면 다시 소생할 가능성이 많다. 인명구조 시 구조 훈련을 받은 사람이 하는 것이 원칙이겠지만 구조대원이 없을 때에는 누구라도 구조해야 하므로 이러한 때에는 긴 장대나 통나무, 혹은 부력이 있는 물체를 던져 구하는 간접적인 방법과 직접 뛰어들어 구조하는 방법이다.

인명을 구조한 후에는 다음 3가지의 기본 순서를 꼭 알아두어야 한다.

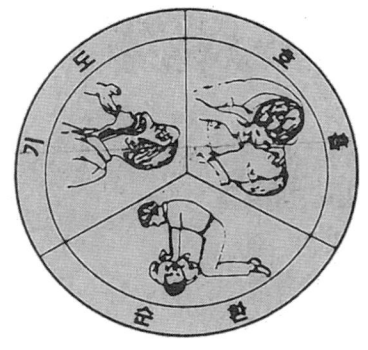

첫째, 기도의 확보 및 유지(AIR WAY)

둘째, 인공호흡 실시(BREATHING)

셋째, 흉부 압박에 의한 인공순환 실시 (CIRCULATION)

이것이 심폐소생술의 기본 순서 즉, ABC이다.

익수자를 구조한 다음에는 먼저 환자의 반응 여부를 확인해야 한다. 만약 환자가 아무런 반응이 없다면 즉시 인공호흡, 심폐소생술을 실시하여야 한다.

우선 막힌 기도를 열기 위해 머리를 뒤로 젖혀 턱을 올려주어야 한다. 이것은 혀와 후두개에 의한 기도 폐쇄를 방지하는 방법이다. 대체적으로 턱만 위로 올려도 기도가 열려 죽음에서 구할 수 있는데 이런 간단한 방법조차도 몰라서 죽음으로 몰아넣는 수가 많다. 이때 한 손을 환자의 목뒤에 받치고 또 한 손으로 이마를 눌러주면 된다. 만약 턱 아래 연부조직을 누르게 되면 기도가 막힐 수도 있으므로 턱뼈만을 들도록 조심해야 하고 대개 기도를 열면 환자 스스로 숨을 쉬기 시작한다. 만약 환자가 제대로 숨을 쉬지 못하거나 전혀 숨을 쉬지 않는다면 인공호흡을 하여야 한다. 호흡 상태를 평가하기 위해서는 환자의 입과 코에서 약 2.5cm 떨어진 부위에 귀를 대고 얼굴은 환자의 가슴을 쳐다보는 자세를 취한다. 이때 환자의 입과 코에서 공기의 움직임이 있는가를 관찰하고 가슴이나 배의 운동 여부를 살펴본다. 아무런 반응이 없으면 곧 인공호흡을 실시한다.

## 인공호흡 실시

　인공호흡을 시작하기 전에 먼저 환자의 입안에 이물질, 즉 껌이나 불순물 등이 있는가를 살펴보고 있으면 빨리 제거해야 한다. 그리고 환자의 기도를 유지하면서 천천히 환자의 입에 두 번 숨을 불어넣는데 시간은 1.5초 내지 2초 정도로 한다. 숨을 불어넣으면 환자의 가슴이 올라갈 것이며 이때 경동맥이 뛰는지 확인하되 만약 가슴이 올라오지 않는다면 어떤 형태이든 기도가 폐쇄되어 있는 것이므로 여러 번 시도하여야 한다. 무의식 환자에서 가장 많은 기도 폐쇄 원인은 혀라는 사실을 기억해야 한다.

　머리를 젖히기를 다시 하여 기도가 잘 확보된 것을 확인하고 다시 인공호흡을 하면 가슴이 올라올 것이다. 그 후 경동맥이 뛰기 시작하면 신속하게 병원으로 옮겨 치료받도록 한다. 만약 가슴이 올라오지 않을 경우는 호흡뿐만 아니라 심장까지 정지되었다고 판단하고 기도를 유지한 후 천천히 입으로 숨을 두 번 불어넣고 다음 단계를 준비하여야 한다.

　심장이 정지하면 환자의 폐로부터 뇌, 심장, 기타 생명 유지에 필수적인 조직으로 피가 순환하지 못하므로 산소 공급이 차단되어 심장이 정지된다. 최소한 5초에서 10초까지 맥박을 체크하고 맥박이 없다면 즉시 흉부 압박 즉, 심장 마사지를 하고 속히 119를 부르도록 한다. 두 번 인공호흡 후 압박 15회, 호흡 2회의 주기로 지속하고 맥박이 감지되면 심폐소생술이 끝나게 되는 것이므로 병원으로 이송되면 구조가 완료된다.

　※ 목만 젖혀도 기도가 열려 죽음에서 구할 수 있음을 강조한다.

# 여름철 무좀

### 불결한 장소나 환자 신발이 주원인
### (감염 시 전문가 지시 따라야)

---

무좀은 습기가 많은 여름철에 가장 많이 감염되며 새끼발가락 사이에 발병 빈도가 높다. 무좀은 크게 발가락이나 발바닥, 손가락, 손바닥에 지간미란형 또는 각화형으로 발병되며 모창 백선균에 의한 것은 각화형과 지간형, 족부백선은 선홍색 백선균이, 수표형은 모창 백선균이라는 균에 의해 감염된다.

감염 경로는 대략 무좀에 걸린 사람의 구두나 신발 등을 통하는 것으로 알려지고 있으며 특히 환자의 습한 신발을 신었을 때 높은 감염률을 보인다. 또 대중목욕탕이나 수영장의 바닥에 환자가 남긴 균을 통해 감염되기도 한다. 증세로는 심한 가려움증과 긁으면 화농하기도 하는데 화농하면 림프관염이 일어나 팔과 다리에 적색 선이 나타나기도 한다.

림프절이 붓고 동통도 수반되는 것이 일반적이며 열이 나기도 한다. 또 균의 독소에 의한 알레르기성 발진이 일어나기도 하며 백선균이 손, 발톱에 발병하는 경우 조갑백선이라고 부른다.

무좀은 과거 재발률이 높은 난치성 질환으로 분류됐지만 최근 의학 발달과 함께 지속적으로 치료할 경우 높은 완치율을 보기도 한다. 무좀 치료제로는 이스트라코나졸(스포라녹스캅셀), 케토코나졸(니조랄정) 등이 있으며 조갑백선의 경우 매니큐어와 같이 바르는 액체형 약이 있지만 무좀약은 전문가와 상담을 통해 복약방법이나 복약기간에 주의토록 한다. 특히 화농하는 경우 의사의 처방에 의해 항생제를 쓰며 알레르기 반응이 일어났을 때는 항히스타민제를 같이 투약하기도 한다.

예방책으로는 대중목욕탕, 수영장 등 사람이 많이 모이고 불결한 장소를 삼가고 환자의 습한 신발을 신지 않아야 한다.

약은 항상 의사나 약사의 지시에 의해 꾸준히 복용하되 일반적으로 복약은 식후 즉시 해야 좋다.

연고 사용은 꾸준히 도포하는 게 좋다. 며칠 사용하다가 중단하면 균이 들어갔다가 다시 나오기 때문에 재발을 반복한다.

# 부서진 마음

**스트레스와 분노를 이기는 방법**
**(순간 고장 난 마음을 되돌린다)**

스트레스와 분노를 느낄 때 빨리 망각하기 위해서는 새로운 일을 시작하면 된다. 분노를 하게 되면 혈관이 수축(오므라드는)해서 이완(늘려주는) 시킬 수 있는 새로운 생각과 행동이 필요하다.

즉, 명치 바로 위에 볼록 나온 부분이 단중인데 손가락으로 누르는 방법과 손바닥 끝에 갈라진 주름 위, 손목 바로 위를 눌러주면 혈관을 뚫어주며 주먹을 쥐고 긴 호흡을 길게 마셨다 내뿜는 것을 반복하면 금방 생각을 전환할 수 있다.

단 음식이나 항산화제가 많이 함유된 해바라기씨를 먹어도 도움이 된다.

※ 스트레스와 분노를 빨리 망각하고 다른 생각으로 전환하면 그보다 큰 보약은 없을 것이다.

그렇지 않으면 심장에 화가 머리 쪽으로 열이 올라가서 두통 및 몸 전체의 나쁜 영향을 초래할 것이다. 내 마음을 다스려 건강에 활력이 되었으면 한다.

  긴 호흡을 하면 순간적으로 머리가 맑아지게 하며 분노를 누그러뜨릴 수 있다. 약물로서는 "천왕보심단*"(심장의 보약) 성분의 한방 과립을 복용하면 모든 병의 근원지가 심장인데 심장에서 화를 빼줌으로써 열을 상초에서 중초, 하초로 내려주므로 손발냉증, 손발 저림, 더 나아가서 아래쪽을 따뜻하게 해주어 만성 소화불량, 두통, 여성의 냉, 대하, 변비뿐만 아니라 혈압조절까지도 좋아지게 한다. 또 예민한 사람의 신경을 누그러지게 함으로써 마음을 편안과 안정을 찾게 해주어 마음의 병을 낫게 해주며 이 병을 안고 사는 사람이 특히 마르고 소심하고 신경질적이고 예민한 사람이 많다. 이런 사람일수록 잠을 못 이루는 사람들이 왕왕 있으니 "천왕보심단"을 복용하면 불면증에 시달리는 사람에게는 숙면에 큰 도움이 되는 바 장기간 복용하는 게 좋다.

---

\* 구내염이 자주 생기고 열이 많은 사람. 가슴이 두근거리고 잘 놀라는 사람. 정신 집중이 안 되고 건망증이 심한 사람. 불안, 초조하고 신경이 예민한 사람. 불면으로 숙면을 취하지 못하는 사람은 천왕보심단(금왕심단)을 장기간 복용하면 치료할 수 있음.

# 단백질이 부족하면
# 나타나는 현상

### 근육감소

단백질이 부족하면 제일 먼저 근육감소가 온다. 근육이 부족하면 우리 몸을 지탱하는 힘이 부족해서 운동능력이 떨어져 자꾸 넘어지는 일이 생긴다.

### 모발 및 피부조직 변화

머리끝부터 발끝까지 모두 단백질인데 단백질이 부족하면 탈모가 오고 피부가 푸석푸석해지고 손, 발톱이 얇아져 부서지며 특히 피부노화가 빠르게 온다.

### 면역력 저하

우리 몸이 항체를 만드는 것이 단백질인데 단백질이 부족하면 항체가 떨어지고 우리 몸의 면역력이 떨어져서 감기나 장염 내지는 대상포진에 걸린다.

## 부종

체중이 줄었는데 자꾸 몸이 붓는다. 이런 사람은 다이어트 과정에서 단백질이 혹시 부족해지지는 않았는지 확인할 필요가 있다.

## 뇌 기능 저하

집중력도 떨어지고 피로가 누적되어 치매가 올 수 있다.

## 노화의 속도를 결정하는 최고의 영양소인 단백질 식품 1~10위

1. 김(해조류)
2. 콩(대두)
3. 소고기 우둔살
4. 닭가슴살
5. 새우
6. 연어, 고등어
7. 버섯
8. 아몬드
9. 달걀
10. 두부

# 감기와 독감

감기는 몸속에 있는 여러 종류의 바이러스(200종) 활동을 하면서 증세가 나타난다. 열과 근육통, 몸살 증세보다는 콧물, 목이 칼칼하면서 잔기침으로 보통 4~5일 간다. 그리고 감기보다 세게 오는 게 독감이다. 말 그대로 독하게 오는 감기라고 생각하면 된다. 독감은 인플루엔자 바이러스 한 가지가 세포에 상처를 내서 침투하는데 콧속보다는 목이 부으면서 시작하는 경우, 그 상처를 낫기 위해 몸속에서 염증물질과 면역물질을 만드는 데에 에너지와 지방을 갖다 쓴다. 심한 근육통, 몸살이 오면서 빠르게 열이 상승하며 지독한 몸살이 온다.

독감 환자는 고령층에 많이 나타나는데 소실된 근육에 회복이 느려 특히, 호흡기질환 환자는 독감과 싸우느라 몸이 더 쇠약해지고 무력감에 시달리다 결국 폐렴으로 전이되는 수도 있다. 독감을 이기기 위해서는 바이러스와 싸우느라 지친 몸을 추스르기 위해 입에 맞는 음식을 한꺼번에 많이 먹기보다는 소화가 잘되는 부드러운 음식을 여러 번 균형 있게 섭취하고(소화하는 데 에너지를 뺏기면 안 된다) 충분한 휴식을 추 하면 이길 수 있다.

특히 독감 환자는 아래 5가지를 지켜야 한다.

- 마스크를 착용할 것

- 손을 자주 씻을 것
- 수분을 많이 섭취하고 영양식을 먹을 것
- 과로를 피하고 체온 조절을 할 것(찬 공기를 장기간 마시거나 몸이 추우면 그만큼 에너지를 뺏긴다)
- 충분한 휴식과 수면을 취할 것

# 일상에 꼭 필요한 12가지

## 어지러움

어지러움은 2가지에서 오는 경우를 말한다.

**| 말초성 어지러움, 귀**(이석증, 정진, 신경염)
말초성 어지러움은 생활하는 데 큰 지장은 없다.

**| 중추성 어지러움, 뇌**(뇌동맥에서 온다)
빙글빙글 도는 것을 회전성 어지러움이라고 한다. 머리에서 어지러움과 심하게 오는 두통, 한쪽 다리에 힘이 빠지면서 어지러움이 오는 경우 한쪽 팔과 다리 등 한쪽에만 내 살 같지 않게 느껴지면서 오는 어지러움 등이 있다. 또 일어날 때 어지러운 증세는 기립성 빈혈인데 이럴 경우에는 천연 철 빈혈약과 비타민 B 복합제 영양제를 조합해서 복용해야 하고 방치해서는 절대 금물이다. 생약으로는 황련해독탕을 같이 조합해서 복용하면 큰 도움이 된다.

## 두통

두통은 일차성 두통과 이차성 두통이 있다.

일차성 두통은 두통을 일으킬 만한 원인이 있고 생활하는 데는 큰 지장이 없다. 이차성 두통은 두통을 일으킬 만한 원인이 있다(뇌 질환의 의심이 되는 두통이다).

### | 벼락두통

1분 안에 확 벼락치듯이 오는 두통으로 지주막하 출혈에서 올 수 있다. 특히 말을 어둔하게 하거나 사물이 두 개로 보이는 경우는 뇌에서 올 수 있다.

두통만 있는 게 아니라 열이 나거나 구토와 소화가 안 되고 자다가 몹시 아파 잠에서 깨거나 하면 반드시 다른 질병에서 올 수 있다. 모든 두통에는 마음의 안정을 찾는 게 우선이며 진통제보다는 천왕보심단 생약제를 꾸준히 복용하는 것이 좋다. 그리고 뇌혈류를 원활하게 해주는 징코민 은행잎 추출물을 조합해서 복용하는 것이 좋다.

## 통풍

바람만 스쳐도 아픈 통풍 발생 원인을 알아보자.

통풍은 단백질을 과하게 섭취하여 요산이 필요 이상 만들어지거나 소변으로 제대로 배출되지 못하면 핏속에 요산 수치가 올라가서 오는 병이다.

이렇게 요산수치가 높아지면 발과 무릎 손등과 관절과 연골에 뾰족한 모양의 요산결절이 쌓이게 되어서 통증을 유발시킨다. 이때 체내에 있는 백혈구는 이 요산결절을 적으로 알고 공격한다. 그 순간 염증 물질이 나오면서 엄청난 통증을 발생시킨다. 이러한 질환을 통풍이라고 한다. 이럴 경우 대사제인 간장약과 마그네슘을 복용하면 큰 도움이 된다.

## 불면증

불면증이 온 경우 낮에 햇볕을 15분 쬔다. 15분 이상 햇볕을 쬐면 눈으로 햇볕이 들어가서 뇌에서 멜라토닌인 수면호르몬이 생겨 잠을 오게 한다.

낮 12시 이후에는 커피(카페인)를 마시지 않는다. 늦에 커피를 마시면 12시간 이상 카페인 각성효과가 생길 수 있다.

야식하지 않고 너무 일찍 먹지 않는다. 식사는 규칙적으로 해야 혈중 인슐린 농도가 유지가 되면서 밤에 잠을 편안히 잘 수 있다.

잠들기 2시간 전부터 핸드폰을 보지 않는다. 핸드폰의 블루라이트 때문에 수면을 방해하기 때문이다. 또한 핸드폰에서 나오는 강렬한 빛이 멜라토닌 분비를 감소시키기 때문이다. 수면호르몬인 멜라토닌은 머릿속에 있는 송과샘에서 나오는 호르몬으로 빛이 줄어드는 밤에 멜라토닌이 분비가 높아지면서 수면을 취할 수 있다.

멜라토닌은 암세포마저도 섬멸시킬 수 있는 꼭 필요한 호르몬이다.

영양제로는 멜라토닌 성분의 영양제와 심장에 열을 꺼주면서 마음의 안정을 찾아주는 천왕보심단 생약제제를 조합해서 장기간 복용하면 불면증과 생활의 리듬을 찾아 윤택한 삶을 영위할 수 있다.

※ 성인은 멜라토닌 수면호르몬 분비가 아기의 20% 수준이다.

## 간이 살려달라고 하는 신호
## -"간은 천년의 정화조"다

간이 망가져 가고 있다는 증세를 알아보자.

피부에 갑자기 두드러기가 나고 트러블이 발생하면 몸에 독소를 간이 분해하지 못하고 피부를 통해 배출하기 때문이다. 또 소변에 거품이 많이 생긴다면 당뇨가 있거나 간이 망가지고 있다는 증거다. 소화가 안 되고 가스가 유난히 차는 것은 간 기능이 떨어져 담즙 생성이 안 되어 나타나는 증거이다.

이유 없이 어깨나 목이 뻐근하면 몸 안에 있는 독소를 간이 해독시키지 못해 오는 증세이다. 눈이 누렇게 변하는 것은 황달인데 간에 노폐물이 많이 쌓여 있다는 증거이다. 간은 엄살을 부리지 않기 때문에 이런 증세가 있으면 필히 간장약을 복용해야만 한다.

### | 간의 이상 시 나타나는 증상
*쉽게 피로를 느끼고 회복이 늦다.*
*식욕이 없거나 음식 맛을 잃는다.*
*소화가 안 되고 헛배가 부르거나 메스꺼움을 느낀다.*
*음주 후 숙취가 오래간다.*
*얼굴에 혈색이 없고 자주 어지럽다.*
*황달 증상이 나타나는 경우가 있다.*
*손바닥에 붉은 반점이 생기는 경우가 있다.*
*기미, 습진, 담마진, 소양감 등의 피부질환이 생길 수 있다.*

규칙적인 식사와 꾸준한 운동과 밀크시슬 추출물과 비타민B 복합제와 글루타치온*을 조합해서 복용하면 활성산소로 해독뿐만 아니라 몸 전체의 독소를 대사 작용으로 배출시켜 간 건강을 되찾을 수 있고 지킬 수 있다.

### | 죽어가는 간도 살린다는 음식 3가지

첫째, 칡은 옛날부터 알코올 분해가 잘된다는 것을 알고 선조들도 술을 마신 후 칡을 먹어 해독했다고 한다. 칡에는 푸에라린 성분이 간의 해독을 도와 피로를 풀어준다. 칡을 끓여 따뜻하게 차로 마시거나 칡즙을 만들어 간단히 먹으면 좋다.

둘째, 돌미나리는 향을 내는 페로시카린과 이소람네틴이 들어 있어 간동맥 염증을 감소시키며 간에 쌓인 노폐물을 해독하여 독소를 빼준다.

셋째, 부추는 간의 채소라고 불릴 만큼 간세포 재생효과가 좋아 사과와 바나나를 같이 넣어 즙을 내어 하루 1잔 마시면 간이 건강해져 활력이 생긴다. 간은 한번 망가지면 손쓸 수 없을 만큼 나빠지니 평상시 독소와 피로를 미리미리 풀어주어야 한다.

## 대장암이 있다는 간단한 의심 신호

몇 주 동안 변비나 설사가 반복되고 변이 가늘어지거나 콩처럼 동그란 변을 보거나 변을 보고 나서 잔변감이나 혈변을 지속적으로 본다면 대장

---

\*  강력한 항산화제로 몸속에 있는 독소를 청소하며 산화(노화)를 막는 항산화제. 60대 이후 몸속에 있는 글루타치온은 50%로 감소하여 각종 염증과 질병, 암까지 유발시킨다. 글루타치온을 복용하면 피부를 젊게 하여 얼굴 미백에도 좋고 운동 후 에너지도 촉진시키고 세포가 산화되는 것을 막는다. 특히 피로, 면역력, 치매, 알코올분해, 스트레스를 해소시켜 우리 몸을 정상화시켜 활력 있는 건강을 가꿀 수 있다. 글루타치온과 밀크시슬을 조합해서 복용하면 상승효과를 기대할 수 있다.

암 증상일 수 있다. 변을 보고 나서 변기에 뜨는 일이 계속된다면 당뇨검사를 받아보는 게 좋다. 이상 간략하게 대장암 의심 신호를 적시했으니 이런 증세만이라도 가볍게 보지 말고 대장암 검진을 받았으면 한다.

## 폐의 의심 증상

폐는 산소를 마시고 이산화탄소를 배출시키는 기관이다. 만성적인 기침이 8주 이상 오래간다면 폐에 이상이 있다는 의심신호이다. 또 기침, 가래에 각혈이 섞여 나온다면 그건 폐에 염증이 있다는 증거이다. 호흡곤란, 기관지에 종양이 생겨서 심한 호흡곤란이 오기 때문에 폐암의 신호이다.

목소리 변화, 감기 증세가 오래가고 갑자기 쉰 목소리가 생겨 지속된다면 이것 또한 폐암의 전초증세이다.

얼굴, 팔다리, 몸 전체가 부종이 생긴다면 폐암의 의심 단계라고도 볼 수 있다. 위 증상에는 맥문탕과 천왕보심단을 장복해서 폐의 열을 꺼주면서 폐를 맑게 해주므로 꾸준히 장복하는 게 좋다.

## 뇌졸중

| **절대금연**

니코틴이 들어오면 말초혈관을 수축해서 심장박동이 증가하여 혈액이 상승된다. 혈관이 수축되면 혈관이 좁아져 혈액의 흐름이 원활하지 않아 동맥경화가 온다. 좁은 혈관일수록 피 응고가 잘되어 혈액순환 장애를 일으킨다.

| 절대금주

고혈압, 고지혈증, 당뇨가 있는 사람은 술을 많이 마시면 그만큼 수분 배출을 많이 해서 노폐물도 많아지고 피가 끈적끈즈해져 혈액 흐름을 방해해 뇌졸중이 오는 것이다.

뇌혈관이 막혔을 때는 뇌경색이라고 하고 뇌혈관이 터졌을 때를 뇌출혈이라고 한다. 뇌에는 항상 깨끗한 산소와 영양분이 공급되어야 하는데 혈관이 막히면 뇌졸중에는 무조건 징코민과 오메가3를 조합해서 복용하면 뇌 혈액순환에 도움이 된다.

## 근육도 늙는다(걸음걸이와 낙상사고)

노인의 걸음걸이는 근육이 늙어서 한쪽으로 기울고 허리가 구부정해져서 체중 좌우 불균형으로 늙은 걸음이 된다. 또한 평형감각도 떨어져서 왼쪽, 오른쪽의 균형을 맞추고 엉덩이 근육도 중심을 잡아 앞에 쏠리는 체중을 뒤쪽으로 유지해야 노인들의 낙상사고를 줄일 수 있다. 노인들은 근육이 줄어들면서 허리가 구부정해져 자연히 보폭도 좁아지고 마음과 몸의 움직임이 다르기에 넘어지는 경우가 그만큼 많다. 보폭을 넓게 하는 습관을 연습해야 낙상사고를 방지할 수 있고 복용해야 하는 약으로는 콘도리친, 관절염약제와 마그네슘 그리고 칼슘과 비타민D 복합제를 조합해서 복용하면 강력한 효과를 볼 수 있다. 허리 근육도 펴고 허리를 빳빳하게 펴면서 걷는 습관과 바른 자세로 보폭을 넓게 하는 습관을 꾸준히 노력해야 젊은 걸음걸이로 돌아올 수 있다.

## 혈액순환이 안 되어서 나타나는 증상

### | 붓기(부종)

혈액순환이 제대로 이루어지지 않아 혈액이 조직에 쌓여 특히 다리와 발, 손 등에 눈에 띄게 부종이 나타난다.

### | 저림 현상과 통증

혈액이 충분히 공급이 되지 않으면 신경이 제대로 기능을 하지 못해 팔과 다리에서 찌릿찌릿하거나 때때로 통증이 나타난다.

### | 피로감

체내조직과 기관에 산소와 영양분이 충분히 공급이 되지 않아 만성피로를 느낄 수 있다.

### | 차가운 손발

혈액순환이 잘되지 않으면 손과 발로 가는 혈류가 제한되어 손과 발이 차가워지는 경향을 초래한다.

### | 기억력 저하 및 집중력 감소

뇌로의 혈류 감소로 산소와 영양소 공급이 자연히 감소되어 이는 기억력 저하 및 집중력이 흐려져 인지적 문제를 저하시킨다.

## 혈전

면역반응에 의해서 혈관 속에 있는 피가 굳어지는 것을 말한다. 혈전이 생기면 심혈관이나 뇌혈관을 막아 발병을 일으킨다. 혈전 용해에 좋은 음식 3가지를 알아보자.

첫째, 들깨에는 식물성 오메가3, 비타민E, 지방산인 리놀레산이 풍부하게 들어 있다. 특히 식물성 오메가3가 풍부하게 들어 있어 혈액을 묽게 하여 혈관 염증을 줄여 혈전형성을 억제하고 콜레스테롤 수치를 낮게 해주어 중성지방이 쌓이는 것을 막아준다.

둘째, 멸치에는 오메가3가 많이 들어 있어 칼슘과 지방산 리놀레산이 풍부하여 혈관 건강에 좋으며 혈액은 묽게 하고 혈소판 응집을 억제하여 혈관 예방에 도움이 되고 또한 마그네슘이 들어있어 혈관을 확장시켜 혈액순환을 도와주고 지방산 리놀레산이 들어있어 피투에도 좋다.

셋째, 늙은 호박에는 베타카로틴과 식이섬유가 풍부하여 혈관 건강을 도와 항산화 작용을 통해 혈관에 염증을 줄여 독소를 빼주며 항염, 혈전 예방에 큰 도움이 된다.

## 당뇨환자가 절대 먹지 말아야 할 음식

맛있고 간편하게 자주 먹는 음식이 혈당을 급격히 상승시키고 치명적으로 해치는 음식 3가지를 알아보자.

첫째, 흰쌀밥은 혈당지수가 높아 먹자마자 혈당이 급격하게 올릴 수 있다. 대신 현미밥이나 잡곡밥을 먹어야 한다.

둘째, 밀가루 음식인 칼국수, 자장면, 호떡은 혈당을 급격히 올린다. 특히 마가린과 설탕이 많이 들어가는 음식은 당뇨환자에게는 최악이다.

셋째, 탄산음료는 설탕 함량이 매우 높아서 혈당이 급격히 올라가 위험하다. 칼로리가 있는 물과 보리차로 대신해야 한다. 항상 음식을 섭취할 때 주의해야 한다.

# 치매

　독소 물질인 베타아멜로이드와 활성산소, 이 물질이 쌓여 뇌를 공격하여 치매를 일으킨다. 그리고 치매의 전단계인 "경도인지장애"는 일상생활을 하는 데 큰 지장은 없지만 건망증이 있다.
　이때 수면호르몬인 멜라토닌을 섭취하여 뇌에 쌓여 있는 독성 물질을 제거하고 또 해마는 학습능력, 기억력, 인지기능의 저장소이기 때문에 멜라토닌 호르몬을 섭취하여 해마 신경세포를 활성화시켜 해마의 쪼그라드는 부피를 증가시키면 치매를 치료할 수 있고 노년에는 멜라토닌 호르몬 95% 감소하여 치매뿐 아니라 불면증에 시달리게 한다.

　멜라토닌을 섭취하면 해마의 부피가 커지면서 해마 속에 있는 신경세포가 깨어나서 해마 건강이 좋아져서 기억력 인지장애 능력이 향상되면서 뇌 속으로 들어가는 독소 물질을 통과할 수 없게 막아주기도 한다.

　1회 섭취 시 2~6mg을 잠들기 1~2시간 전에 복용하면서 아래 3가지를 하는 게 좋다.
- 뇌 자극하는 드럼연주

- 숨은 그림 찾기
- 무와 호두 먹기(사포닌이 풍부한 인삼보다 제철 무가 100% 더 좋다)

2장

# 영역별 질환에 대하여

작은 신호에도 더 살펴보고
귀 기울이면 질병이 보인다

# 감염성 질환

# 면역부전증후군

생체에는 병원 미생물이 체내로 들어오면 그것에 대항하는 항체가 생산되어 병원 미생물은 물론 그 독소를 중화하거나 사멸하여 질병에 걸리지 않게 하는 항체가 있는데 이 면역성이 부전할 때를 면역부전증후군이라 한다.

정상적인 건강한 사람은 병원 미생물이 체내에 들어오면 그에 대한 항체가 생겨서 그를 사멸하므로 감염되지 않지만 면역부전증후군 환자는 이와 같은 저항력이 생기지 않기 때문에 같은 병원 미생물에도 감염한다.

면역부전증후군에는 원발성 면역부전증후군이 있고 속발성면역부전증후군이 있는데 원발성은 아무 병 없이 선천적인 것을 말하며 속발성은 백혈병, 재생 불량성 빈혈, 에이즈 등과 같은 여러 질병이 원인이 되어 일어난 경우를 말한다.

## 증세

증세는 여러 곳에 반복하여 감염하는 것인데 대표적으로 기관지염, 비염, 중이염, 부비강염, 폐렴 등과 같은 감염이 반복적으로 감염한다.

원인 감염체는 침습력이 강한 세균으로 폐렴균, 연쇄상구균, 황색 포도상구균, 이 밖에 인플루엔자균, 칸디다진균 바이러스가 감염하는 수도 있다.

### 진찰

혈액을 채취하여 혈청 유무를 조사한다. 이 병이 있는 사람은 정상적인 사람에게 있는 혈중 단백질의 일부가 없거나 반대로 정상인보다 지나치게 많은 것으로 이 단백질의 상태로 진단이 된다.

이 밖에 이 병에 이환된 사람은 투베르쿨린 반응이 음성이거나 양성이었던 것이 음성화하는 경향이 있기에 이 검사도 중요한 단서가 된다.

### 치료

혈청 감마 글로빈이 없거나 적은 사람에게 감마 글로빈의 보충을 하는데 감염 예방에 효과가 있다. 또, 병원 미생물에 대한 항체를 주사하는 것이 월등히 효과가 있다. 그러나 중요한 것은 현실적으로 병원 미생물의 종류가 무엇인가를 알아내어 그에 해당한 항생제를 복약하거나 주사한다.

병원 미생물을 알 수 없을 때는 광범위 항생제를 쓴다. 그러나 이와 같은 병원 미생물이 잘 발견되지 않을 때는 결핵균이나 바이러스 진균 등에 의한 발병일 수도 없지 않다.

### 생활과 주의

- 선천성 즉 원발성은 치료를 게을리하면 치명적일 수가 있으므로 주의할 것
- 감염을 막기 위해서는 마스크를 착용할 것

- 정기적으로 예방접종을 할 것
- 암이나 류머티즘 지병이 있는 자가 이 병에 걸리는 경우가 많으므로 반드시 진찰을 받아볼 것
- 충분한 영양식을 할 것
- 속발성 면역 부전증의 원인이 되는 질환을 치료할 것

# 급성부비강염 (급성 축농증)

　부비강에 급성염증이 발생하는 병으로 비강 점막의 염증이 파급하여 발병한다. 대개는 감기에 잇달아 비강 점막에 급성적인 염증이 발생하면 점막이 발적하여 콧물이 나오고 드디어 비폐가 일어난다. 이로 인해 비강과 부비강의 공기 교통로에 폐쇄가 일시적으로 일어난다. 그러나 염증이 부비강 점막에도 일어나면 분비물이 부비강 내에 축적된다.
　여기에 세균 감염이 일어나면 화농하여 부비강 내에 농즙이 축적하므로 이를 축농증 또는 급성적일 때는 급성 축농증이라고 한다.
　그러나 이 병은 현대의학의 개발로 급성 축농증에까지 이행하지 않고 곧 치료되는 병이나 치료 시기를 놓치거나 방치하면 만성 축농증이 되는 경우도 적지 않다.

## 증세

　발열, 비폐, 두통 특히 양쪽 눈 사이에 심한 동통이 있으면 급성 축농증의 전형적인 증세이다.

## 치료

광범위 항생제 세라티오펩타제, 부신피질 호르몬, 소염진통제로서 메페남산, 이브푸로펜 등이 쓰이나 증세에 따라 몇 가지 약제를 골라 조제·투약하나 이와 같은 치료는 어디까지나 이비인후과에서 한다.

부신피질 호르몬 제제는 비강점막의 염증의 부기를 치료하는 것이 선결이므로 증세 호전에 따라 점차 감량하기도 한다.

## 생활과 주의

- 감기로 인한 비폐와 같이 전두통이 심하거나 양쪽 눈 사이에 심한 동통이 있으면 곧 이비인후과에 진료를 할 것
- 비폐를 장기간 방치하면 때로 만성 축농증이 될 수 있으므로 속히 치료할 것
- 콧물, 재채기, 비폐 중에는 알레르기성비염도 있으므로 본인이 적당히 감별하지 말고 이비인후과 진찰을 받을 것

# 만성부비강염(만성 축농증)

만성부비강염을 흔히 축농증이라 하는데 이는 부비강 내에 농이 축적되어 있는 경우가 많으므로 이를 축농증이라 했다.

부비강염은 몸의 저항력에 의해 자연 치유되는데 그렇지 않고 계속되는 상태를 말한다.

만성 부비강염은 동양에 제일 많은 병으로 상악동과 사골동의 염증이 만성화되는 질환이다. 경과 중에 세균이 반복적으로 감염하여 부비강 내에 농즙이 축적되는 경우가 많다.

원인으로는 동물성 단백질의 섭취 부족과 가옥 구조로서 외풍이 심한 상태에서 한랭의 격차 변화 등이 주원인으로 보이나 근래에 와 아파트 생활에서 이 병도 감소 추세에 있다. 그러나 유아의 경우는 몸의 저항력이 부족하므로 아직 이환율이 높은 편이다. 그러므로 소아 때부터 이런 소지가 있어 성장함에 따라 만성부비강염으로 진행한다.

### 증세

비폐가 심하여 코로 숨을 쉬지 못하고 입으로 숨을 쉰다. 그러므로 잘 때 코를 곤다. 두통이 있다. 끈적끈적한 콧물이 목구멍으로 넘어온다. 냄새를 맡지 못한다.

경증은 냄새를 맡아도 예민하지 못하다. 기억력이 감퇴한다. 비폐가 있는 상태에서 코를 풀어도 코가 나오지 않는다, 등의 증세가 지속하는 특징이 있다.

## 진찰

전술한 증세와 X선 검사가 진단의 근거가 된다. X선 소견에서 축농 현상이 나타나므로 세밀한 진찰이 필요하지 않다.

## 치료

이 병은 소아 때 주로 발병하므로 부모의 관찰이 필요한 질환이다. 전기한 증세 중 축농증으로 인증되면 일단 이비인후과의 진찰을 받는 것이 좋다. 약은 주로 항생제와 소염 효소제를 내복하고 네브라이저 요법을 1~2주 정도 받으면 호전한다.

중증일 때는 수술을 하기도 하는데 골격이 완전히 형성된 약 17세 전후에서 하는 것이 좋다. 그러나 병이 심각할 정도로 심할 때는 17세보다 월등히 적은 소아 때도 한다.

병의 정도가 경증으로 인증될 때는 비내경유 수술(콧구멍을 통해서 하는 수술)로도 되나 중증일 경우는 입술 안쪽의 치육을 절제하고 하는 수술을 해야 하며 이때는 입원해야 한다. 입원은 약 2~3주일이 된다.

## 생활과 주의

- 풍부한 동물성 단백식을 할 것
- 방 안에 외풍이 들어오지 않도록 잘 밀봉하고 방바닥과 공간의 온도 차가 심하지 않게 할 것
- 콧물, 감기 특히 비폐가 있으면 곧 이비인후과의 진찰을 받을 것
- 비폐가 있고 짜증을 잘 내는 소아는 두통일 가능성이 있으므로 이비인후과의 진찰을 받을 것
- 수술 후의 식생활은 2~4일은 미음으로 하고 다음 날부터는 밥을 먹되 질척한 밥으로 먹고 약 1주일 후부터는 보통 밥을 먹는다.

# 만성 유선염

　만성 유선염은 수유와 관련하여 발생하는 것과 수유와 무관한 경우로 발생하는 2가지로 유선의 만성 염증을 말한다.
　전자는 수유기의 급성 화농성 유선염을 완벽하게 치료하지 않는 상태에서 장기간 경과할 때 발생하여 유방이 벌겋게 붓고 열을 수반하기도 하며 멍울이 있는 수도 있다.
　증세는 경증이지만 멍울을 수술로 떼어내야 하며 농양의 경우도 절개하여 농즙을 빼어내야 한다.
　그러나 수유와 무관한 만성 유선염은 폐경기 전후로 발병하는 것으로 유방 전체나 일부에 멍울이 발생하지만 동통이나 염증 증세는 없고 겨드랑이 림프절이 붓는 수도 있다.
　치료하지 않고 방치해도 무방하나 유방암과 유사점이 있으므로 진찰해 볼 필요가 있다.

# 급성 화농성 유선염

유방 내에 세균이 감염하여 발병하는 질환으로 감염체는 대부분 포도상구균, 연쇄상구균이 대표적이고 드물게 대장균, 폐렴쌍구균, 녹농균의 감염일 때도 있다.

유두 표면에 약간의 상처가 가해지면 거기에 세균이 감염한다. 결과 유관염이 발병하고 진행하면 유선에 침입하여 급성 유선염을 일으킨다. 급성 화농성 유선염은 주로 젖먹이 어머니에 제일 많이 발생하는데 특히 이유 과정에서 제일 많이 발병한다. 곧 치료하지 않고 방치하면 화농하여 농양이 된다.

## 증세

발열·오한이 심하고, 유방이 벌겋게 부어오르고, 유방 내부에 단단한 멍울이 생겨 동통이 있다. 겨드랑이 밑의 림프절이 부어오를 때도 있다.

농양이 피부 가까이 접어들면 그 부분이 암갈색이 되어 말랑말랑하게 되는데 이때는 큰 동통이 없으나 자괴하는 경우는 드물기 때문에 외과적인 처치를 해야 한다.

## 치료

초기에는 주로 광범위 항생제와 소염진통제를 투약하면 잘 낫는다.

그러나 투약 시기를 놓치면 상당 시일 동안 투약을 하거나 보다 심한 경우는 결국 외과적으로 절개하여 농양을 배출시켜야 한다.

## 예방

- 유두에 접착된 옷을 깨끗하게 할 것
- 수유 시에는 손을 깨끗이 씻고 유두를 청결하게 할 것
- 유방 내에 젖이 많이 고여 있지 않도록 할 것
- 유두에 상처가 나지 않도록 하며 만약 상처가 났을 때는 빨리 치료할 것
- 만약 이유를 목적으로 할 때는 유방 내에 젖을 약간 배출하고 압박하면서 투약할 것

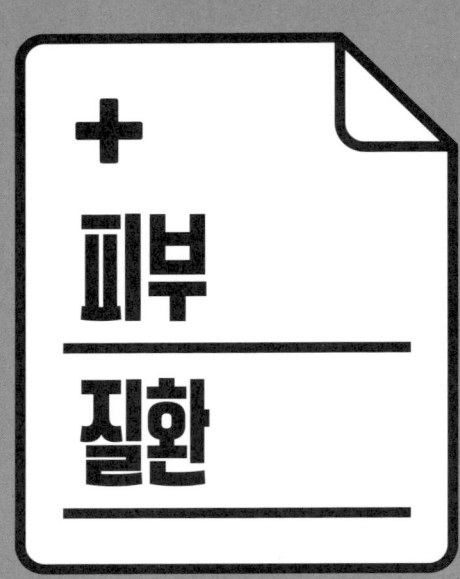

## 접촉성피부염

　외부로부터 피부에 자극 물질이 가해져서 그 작용으로 발생하는 피부염의 하나. 원인 물질에 따라 각종 증세가 일어나지만 소양증이 특징으로 나타난다.
　산 등 강한 자극 물질에 접촉하면 아무에게나 발생하지만 비교적 알레르기 체질에서 흔히 발병하고 자극물질의 되풀이를 계속할 때 발병하는 등의 경우가 있다. 원인으로는 피부염을 일으킬 수 있는 자극물질에 오래 또는 거듭 접촉했을 때 발병하는데 대표적으로 화학제품, 화장품, 의류, 금속성 등 많은 것이 있다.
　그러나 원인 물질의 종류에 따라 증세의 경중이 달라진다. 다른 사람에게는 접촉해도 피부염이 일어나지 않는데 유난히 자신만 그 물질에 접촉하면 피부염이 일어나는 경우는 어떤 종류의 돌질이 원인인가를 확인하는 것이 중요하다. 이것은 그 물질에 대한 방어 능력의 균형이 상실되어 있기 때문인데 피부는 원래 유연성이 있어 외부에서 가해지는 힘을 막고 피지를 분비하여 수분이 피부 내로 침입하는 것을 막으며 물리적, 화학적으로 유해하다고 느껴지는 자극을 막는다. 또, 체액의 상실을 막으며 병원 미생물의 침입과 광선을 방어한다. 이와 같이 피부는 각종 방어 작용을 하고 있는데 자극물질과의 접촉이 지속적으로 되풀이되면 균형을 유지 못 하고 피부염에 이환되는 수가 있는데 이를 접촉성피부염이라 한다.

## 진찰

원인 물질이라고 생각되는 물질을 등이나 엉덩이에 약 2일간 부착했다가 떼어내고 3일 후에 반응을 보는 테스트를 한다. 그러나 원인 물질이 모두 갖추어져 있지 못한 난점이 있어 원인 물질을 찾아내기란 쉬운 일이 아니다.

## 치료

원인이 되는 물질과 접촉하면서 치료되는 법은 없다. 그러므로 원인 물질과 항상 멀리해야 한다.

약으로는 항히스타민과 종합 비타민을 쓰되 극적인 효과가 있는 부신피질 호르몬제는 전문의의 지시하에 쓴다. 그러나 원인 물질과 접하면서 아무리 복약을 해도 재발한다.

## 생활과 주의

- 자극성이 강한 향신료를 많이 먹지 말 것
- 땀을 많이 흘리지 말 것
- 가려워도 긁지 말 것
- 원인이 된다고 느껴지는 물질과 멀리할 것

- 가급적 화장품을 함부로 바꿔 쓰지 말 것
- 목욕할 때 아무 샴푸나 쓰지 말며 비누도 가급적 중성으로 적게 쓰도록 할 것

# 베체트병

 이 병은 튀르키예의 의사 베체트가 처음으로 보고한 병으로 그의 이름을 따서 베체트병이라고 명명한 것이다.
 눈, 입, 외음부 등 피부에 원인을 알 수 없는 염증이 일어나는 특징을 가지고 있다. 입안 점막에 재발을 되풀이하는 아프타성 구강 궤양으로 통증을 수반하며 눈의 결막은 빨갛게 되어 통증이 있는 홍채모양체염이 생기고 외음부에는 발적과 궤양이 생긴다. 이 밖에 피부에는 빨갛게 멍울이 있는 피부 발진이 발생한다. 흔한 빈도는 아니지만 더러는 동시에 관절염, 장염, 혈관염, 부고환염, 중추신경의 증세가 수반하는 수도 있다.
 주로 20~30대에서 제일 많이 발병하고 여자보다 남자가 2분의 1 꼴로 많다. 특히 중증화하는 경우는 남성에게서 많은 특징이 있다.
 이와 같은 증세들은 악화와 호전을 되풀이하지만 발병 약 10년을 전후로 슬기롭게 경과하면 악화기는 거의 없어지고 경증으로 경과한다.

## 증세

 입의 점막에 재발성 아프타성 궤양 발적과 멍울을 수반한 피부 발진, 눈의 홍채, 모양체염 등 4가지가 주 증세로 동시에 나타나는 수도 있으나 개별적으로 나타나는 것이 보통이고, 수년 후에는 4가지 증세가 다소 경증으로 합쳐지는 다채로운 증상도 보인다. 혀나 입의 점막에 발병하는 재발성 아프타성 구강 궤양은 약 1~2주를 간격으로 완전히 사라졌다가 또, 발생하는 되풀이를 한다.

피부의 증세로는 여러 가지 유형이 있지만 흔히 지름 1~2cm의 결절성 홍반양 피부 발진인데 누르면 아프다. 눈은 충혈되어 동통이 있으며 병이 보다 진행되면 농즙이 나오는 수도 있는데 눈 망막과 맥락막에 염증이 발생하면 때로 실명할 수도 있다.

외음부의 궤양은 방치해도 스스로 호전하여 사라지지만 그 사라지는 기간은 약 2~3주가 걸리기도 한다. 그러나 여기에 세균이 감염하면 증세는 보다 심해진다. 이 밖에 수반증으로 장형 베체트, 혈관형 베체트, 신경형 베체트 등이 있으므로 약술하면 장형은 우하복부에 궤양이 발생하기 때문에 급성 충수염(급성 맹장염)과 유사하게 우측 하복부 통이 일어난다. 이때는 외과적 수술을 요할 때가 많다.

혈관형은 주로 대동맥이나 대정맥에 혈관염을 일으킨다. 혈관형 베체트병은 흔하지 않지만 대정맥의 폐쇄증이 발생하거나 동맥류가 일어날 때도 있으며 통증을 수반한다.

신경형은 중추신경에 병변이 발생하기 때문에 따로 반신불수와 유사한 증세가 나타나거나 의식장애, 정신장애를 의심하게 하나 호전과 악화가 때로 극적 변화를 보이는 경우가 있어 짐작되는 질환이다. 그러나 이와 같은 증세의 발병 빈도는 극히 드물다.

이 밖의 수반증이 많으나 이 병의 특징은 호전과 악화가 되풀이되는 경우가 일반적이므로 곧 베체트병이라는 것을 짐작할 수 있는 질환이다.

## 진찰

진찰은 내과에서 받으며 기타 증세는 증세에 따라 각 과의 진찰은 받지만, 내과에서 기록한 것을 참고한다. 그러나 이 병은 아직 원인을 알 수 없는 원인 불명의 질환이기 때문에 정확한 진단을 내리기는 어려우나 병이 진행되고 있을 때는 급성염증을 나타내는 반응이 양성이므로 채취한 혈액 조사에서 적혈구 침강 속도가 항진 C.R.P 반응이 양성으로 나타나며 백혈구의 증가도 볼 수 있다.

## 치료

원인 불명의 질환이기 때문에 치료도 대중요법이 행해진다.
약으로는 부신피질 호르몬제의 항염에 의해 호전하나, 완치되지는 않는다. 이 밖에 콜리친 비스테로이드성 항염제나 면역 억제제가 사용되고 있으나 모두 근본 치료제는 아니다. 그러나 이들 약제는 증세에 따라 용도가 다르므로 반드시 의사의 지시를 받고 복용해야 한다.

## 생활과 주의

- 단백질, 미네랄 등 균형 있는 식사를 하며 종합 비타민제를 충분하게 보충할 것
- 금주, 금연 자극성이 강한 향신료를 금할 것
- 충수염과 같은 우측 하복부 통증이 있으면 금식하고 의사의 지시에 따를 것
- 발열, 관절의 염증이 있을 때는 활동하지 말고 안정할 것
- 증세가 심할 때는 목욕을 하지 말 것

- 지나친 운동이나 중노동은 금하고 충분한 수면을 취할 것
- 병으로 지나치게 근심 · 걱정은 하지 말 것

# 무좀

　무좀이란 주로 발가락 사이에 발생하는 경우가 많으며 특히 새끼발가락 사이에 제일 많이 발생하여 타 발가락 사이로 옮긴다. 또, 발바닥이나 손가락 손바닥 등에 지간미란형 또는 각화형으로 발생하는 것이 제일 많다. 원인균은 주로 선홍색 백선균, 모창 백선균 등인데 각화형, 지간형의 족부백선은 선홍색 백선균이 주로 기생하며 수포형은 모창 백선균이 주로 기생한다.
　감염은 대개 진균 감염자의 신이나 접촉물에 의해 발생하는데 특히, 환자의 습한 신발을 신었을 때 거의 감염된다. 또, 대중목욕탕이나 수영장의 바닥에 환자가 남긴 진균이 존재하는 기물에 의해 감염되기도 한다.
　족부백선은 앞에서 말한 바와 같이 새끼발가락 사이에 제일 많이 발생하는데, 이것은 지간미란형으로 선홍색 백선균이며 모창 백선균은 아니다.
　모창 백선균은 주로 수포형 족부백선으로 발가락, 발바닥, 손가락 등에 소수포형 족부백선으로 대부분이 투명한 액체가 포막 속에 존재하나 드물게 농포형도 있다. 그 소수포막을 터트리면 약간 황기를 띤 투명한 액체가 나온다.
　그러나 농포형의 수포는 황색의 혼탁한 농액이 나온다.

늦가을이 되면 이 소수포는 약간의 적갈색으로 유연한 가피를 형성하고 장차 이 가피가 탈피하면 완치한 것처럼 보이거나 하지만 습기가 가해지면 재발하는 경우가 있다.

일반적으로 발에 생기는 무좀을 족부백선이라 하고, 손에 발생하는 무좀을 수부백선이라 하는데 사실은 족부백선이 없는 사람이 유난히 수부백선만 있는 경우는 거의 없다. 그러나 각화형 백선의 호발 부위는 주로 발바닥이며 극히 드물게 손바닥에 발생하는 것도 없지 않으나 족부백선이 없이 수부백선이 생기는 경우는 거의 없는 셈이다.

## 증세

특히 새끼발가락에 미란형으로 발생하거나 발가락에 소수포로 시작하여 발바닥으로 퍼진다.

격심한 소양증을 수반하며 이를 긁으면 화농하기도 한다. 만약 화농하면 림프관에 영향이 미치므로 림프관염이 일어나 팔과 다리에 적색 선이 나타나기도 하며 림프절이 붓고 동통이 일어나고 열을 수반하기도 한다.

또, 백선균 독소에 의해 알레르기성 발진도 일어날 수 있고 백선균이 발톱, 손톱에 발생하는 현상인 조갑 백선도 있다.

## 치료

종전에는 매우 난치였던 무좀이 오늘날 의약의 진보에 따라 완치에 이르렀다. 약으로 케토코나졸, 이트라코나졸 등 많은 약제들이 개발되었다. 복약에서부터 바르는 약, 조갑백선의 경우 매니큐어처럼 바르는 약 등이 있다.

그러나 화농했을 때는 항생제가 우선적으로 쓰이며 알레르기 반응이 일어났을 때는 항히스타민이나 부신피질 호르몬제를 써서 완치한 후에 투약한다. 트리이졸계 약제는 큰 부작용이 없어 장기 투약이 가능하며 때로 2주 투약 2주 휴약 등이 방법으로 복약하기도 한다.

**생활과 주의**

- 대중목욕탕, 수영장의 불결하다고 생각되는 기물에 접촉하지 말며 무좀 환자의 습한 신발을 신지 말 것
- 복약할 때는 공복이나 식간에 복용하지 말고 식후에 즉시 복용할 것
- 의사가 정해준 치료일자를 세워 그 일자 내에 복약을 중단하지 말 것

# 담마진(두드러기)

 격심한 소양증을 수반하는 피부질환의 하나로 즈로 발적과 팽진이 나타나며 그 부위에 뚜렷한 원형, 타원형 지도상 등 경계를 이루거나 여러 형태의 발적을 나타낸다.
 급격히 손바닥 넓이의 피진도 있으며 보통은 손타닥 넓이의 3분의 1 정도의 피진이 전신 어느 곳에나 발생하여 부어오르며 때로 약간의 발열·권태·복부 팽만감을 느끼기도 한다. 담마진을 알레르기성이라 하나 모든 담마진이 다 알레르기성은 아니다.
 알레르기성 담마진은 음식, 항원 흡입, 약제, 접촉원, 감염 알레르기에 의하나 원래는 담마라는 쐐기풀에 의해 유래된 병명인데 이 쐐기풀은 히스타민, 세로토닌, 아세틸 콜린 등을 함유하고 있으므로 이 풀의 가시에 찔리면 두드러기가 생긴다.
 이와 같이 가려움증을 발생하는 물질을 화학 전달 물질이라 하며 항원에 의해 항체가 생성되기 때문에 항원 항체 반응이 일어나는데 이와 같은 반응에서 생체 이상의 반응을 알레르기라 한다.
 담마진을 유발하는 식품으로는 주로 돼지고기, 고등어, 꽁치, 바닷게, 계란 등이 알레르겐이 되는 수도 있으며 변질된 식품의 경우 감염된 세균의 독을 섭취하면 알레르기원이 되기도 하는데 이 같은 항원이 들어오면 항체가 생겨 항원 항체 반응이 일어나 그 결과로 비만세포에서 히스타민의 화학 전달 물질이 유출되어 피부 과민 반응이 일어난다.

그러나 담마진의 원인은 다양한 내용으로 발병하는데 약술하면 기계적 담마진, 온열 담마진, 한랭 담마진, 콜린성 담마진, 식사성 담마진, 약제성 담마진, 병소 감염성 담마진, 심인성 담마진, 곤충이나 초목에 의해 발병하는 등 발병 원인은 많다.

### 치료

항히스타민의 약제를 복용하나 항히스타민제 중에는 히스타민만을 억제하는 항히스타민도 있고 세로토닌을 억제하는 것들이 있으므로 대개는 광범위 한약재를 선택하는 것이 좋다. 병세가 심할 경우 부신피질 호르몬제를 적당히 내복하기도 하나 부작용이 많으므로 의사의 지시에 따라야 한다. 이 병은 빈번한 재발을 하며 때로 수년간의 투병을 할 때도 있다.

### 생활과 주의

- 돼지고기, 고등어, 꽁치, 게, 오징어, 굴, 계란, 술, 우유, 상한 음식, 죽순, 토란, 메밀 등의 음식으로 발병하는 수가 있으므로 원인이 되는 음식물을 먹지 말 것
- 땀을 많이 흘리거나 추운 곳에 피부를 노출하여 냉각시키지 말 것
- 벌레에 물리지 말며 각종 풀에 피부를 접촉하지 말 것

# 아토피성 피부염

생후 2~3개월경부터 머리와 얼굴에 피진이 발생하는 질환으로 곧 전신에 파급하기 쉬우며 난치성으로 경과하는 피부염의 하나이다.

아토피성 피부염의 주요한 특징은 유전적 경향이 높은 것으로 보고 있다. 먼지, 화분, 식사성 항원에 대해 피부나 점막이 과민 반응을 나타내는 등 각종 임상상을 보이는데 10세까지의 유소아에게 주로 팔오금이나 각오금에 홍색 구진, 짓무름, 혈가 인설 등을 포함하는 태선화 국면이 생긴다.

원인은 유전적 경향이 있는 것으로 인식되고 있다.

## 증세

소양증, 홍색의 구진, 짓무름, 혈가 인설 등이 주 증상이나 만성적으로 경과하는 특징이 있다. 소아기, 소년기, 청년기 등에 따라 증세도 다르며 비교적 점점 호전한다. 예를 들면 소아기에 발생한 중증 증세가 청년기에도 발병하는 경우는 거의 없다.

## 치료

피진의 악화와 소양증을 멎게 하는 약제로는 주로 항히스타민제제나 부신피질 모르몬을 쓰기도 하나 부신피질 호르몬의 내복은 부작용이 많으므로 이 약의 외용제가 많이 쓰인다.

## 생활과 주의

- 내의는 목면으로 된 것을 입을 것
- 집 안에 먼지가 나지 않도록 항상 청결하게 할 것
- 여름 해수욕이나 일광욕은 하는 것이 좋으나 1도 화상을 입지 않도록 할 것
- 충분한 수면을 취하며 가급적 스트레스를 받지 않도록 할 것
- 가급적 감기에 걸리지 않도록 노력할 것
- 목욕 시 가급적 비누 사용을 하지 말 것

# 어루러기

　어루러기란 피부 진균의 하나인 전풍균 감염으로 발병하는데 주로 목, 앞가슴, 목덜미, 등 부위 등에 마치 와이셔츠 단추 크기만 한 반점이 밀접하거나 산재하여 육안으로 뚜렷이 보이는 증상이다.
　주로 성숙한 젊은 남녀에게 발병하며 약 80% 이상이 융기가 나는 백색의 반점을 보이는데 이것은 백색전풍이라 하고 검은 점으로 나타나는 것을 흑색전풍이라 한다.
　자각 증상은 없거나 있어도 경미한 소양증이어서 본인도 모르고 경과하다 우연히 가족이나 친지로부터 발견되어 비로소 본인도 알게 되는 예가 많다.
　피부 진균의 일종인 전풍균은 대개 젊은 남녀에게 많이 발병하는데 여자보다 남자가 임상적으로 월등히 많은 편이다.
　전풍균은 모낭 안에 상주하는 균으로서 유전적이거나 체질적 소인이 관여하는 것으로 인식되고 있으며 대개는 접촉 감염이 안 되는 것으로 보고 있어 이것이 가족력인지 접촉에 의한 감염인지 아직 확실히 규명된 바는 없다. 같이 하숙을 하며 숙식을 같이하는 친구는 걸리지 않는 반면 똑같은 형제에게는 감염되는 점으로 미루어 보면 체질적인 요인이 관여된 것으로도 보인다.

## 증세

주로 유아의 손톱 크기만 한 원형 또는 타원형의 윤기 있는 백색 반점과 흑색 반점이 앞 목, 뒷덜미, 앞가슴 등에 산재하거나 집합적으로 일어난다. 증상은 거의 없으며 사람에 따라 약간의 소양증이 있을 수도 있다.

## 치료

종전에는 그리세오훌빈, 니조랄 유화 연고를 사용하여 어느 정도 효과를 보았으나 종종 재발의 빈도가 높았으며 특히 그리세오훌빈이나 니조랄 연용 내복으로 부작용도 많았으나 최근에 개발된 트리아졸계의 화합물인 이트라코나졸의 출현으로 이 질환은 종전처럼 난치성이 아닌 것으로 되어 있다.

## 생활과 주의

- 감염자가 착용했던 내의나 와이셔츠를 입지 말 것
- 가족끼리 옷을 바꿔 입지 말 것
- 목욕을 자주 할 것

# 화상

화상이란 어떤 강한 열성 외력이 피부에 가해져서 발생하는 열상을 말하나 2도 이상의 화상 부위가 성인의 경우 체부 표면의 20% 이상 소아는 10% 이상 치료하지 않고 2시간 이상 방치하면 쇼크로 인하여 사망할 수도 있으므로 화상을 가볍게 생각해서는 안 된다.

화상은 그 열상 정도를 구분하기 위하여 제1도 화상, 제2도 화상, 제3도 화상으로 분류하는데 제1도 화상은 피부 표면이 부종성 발적으로 화끈거리는 상태를 말하고 제2도 화상은 표피는 물론 진피 손상의 정도에 따라 다르지만 수포를 이루는 것이 보통이다. 그러나 수포가 자괴하여 그 자괴한 열상 부위가 하얗게 보이는 경우 중증으로 심층열상이라 하며 약간 경증은 천층열상이라 한다. 그러나 심한 열상은 장차 흉터를 남기는 경우도 있으며 켈로이드를 일으키는 경우도 있다. 제3도 화상은 피하지방까지 손상된 것으로, 육안으로 보아도 희거나 누렇게 보이는데 이는 피부가 회사 상태이므로 장차 세균 감염을 일으킬 수 있으며 열상 부위가 넓을수록 생명의 위험성이 있으며 장차 피부 이식을 해야 하는 경우가 많다.

화상이란 사실상 제1도, 제2도, 제3도 화상이 문제시되는 것이 아니라 열상 부위와 면적의 정도에 따라 결과는 달라진다. 예를 들면 질병 치유를 위하여 뜸을 뜨는데 이 경우는 피부 지방은 물론 근육까지 열상을 받고도 흉터만 남기고 잘 낫는다. 이는 건강한 인근 피부에서 열상 부위가 좁기 때문에 새로운 조직이 증식하는 것으로 화상을 당한 부위가 좁기 때문에 새로운 조직으로 채워지기 때문이다. 그러므로 화상은 그 깊이의 정도보다 넓이를 더 중시해야 한다.

화상을 당했을 때 우선 응급 처치로는 흐르는 찬 수돗물을 환부에 흘려보내는 일을 약 30분에서 1시간 하는 것이 최선인데, 이는 화상으로 발생한 염증을 항염시키는 최상의 방법이며 어느 정도 항염이 되었다고 생각할 때는 제2도 화상의 경우 수포를 터트려서는 안 되며 만약 겨울철에 가슴이나 목 등에 화상을 입었을 때는 수돗물 샤워기를 이용하는데, 주의할 점은 체온이 35도 5분 이하로 떨어지지 않도록 해야 한다. 이런 경우는 얼음주머니를 만들어 부분 교대로 식혀줄 필요가 있다. 제1도 화상은 수돗물로 식혀주면 곧 완치하나 제2도, 제3도 화상은 다르다. 화상 정도가 지나치게 넓을 때에는 화상 전문 의사(피부과)에게 의뢰하는 것이 원칙이지만 의사도 항생물질이 묻은 소프라튜르가제를 도포하는 것이 좋다. 물론 자극이 없는 항생제 연고를 바르는 경우도 있다. 이렇게 약 2일에 한 번씩 교체해서 도포하다가 약 5~6일 후에는 바라마이신 연고나 겐타신 연고를 환부에 바르고 그 위에 바셀린 거즈를 대량 도포하면서 투약한다. 중요한 것은 적은 양의 바셀린을 도포하면 일부 환부가 말라서 염증이 일어나는 경우가 있으며, 교체하여 붙일 때 달라붙어 피가 나는 경우가 있어서는 안 된다. 화상은 이와 같은 방법을 되풀이하면 낫는데 제3도 화상이 넓을 때나 굴신을 거듭해야 하는 관절 부위는 잘 낫지 않고 때때로 피부 이식을 해야 하는 경우도 종종 있다. 더욱이 켈로이드 부위가 넓을 때에는 십 수 년 후 피부암을 유발할 수 있으므로 반드시 피부 이식을 해야 하며 특히 중증의 화상 환자는 산소치료를 받아야 하며 산소치료는 상처 부위의 더러운 조직을 없애고 피부 이식에 적합한 육아 조직의 성장을 촉진시켜 주면 화상치료가 한결 빨라진다.

가정에서 응급 처치를 해야 하는 순서는 다음과 같다.

※ 화상을 입었을 때는 병원 전 응급 처치가 우선이므로 먼저 침착하게 흐르는 수돗물로 데인 부위를 충분히 식히는 게 중요하다.

1. 소주나 된장, 간장 등을 바르는 민간요법을 금한다.
2. 흐르는 찬 수돗물에 화상 부위를 식혀주는 일을 1시간 정도 해야 한다(특히 화공 약품에 의해 화상을 입었더라도 피부에 묻은 약품을 먼저 흐르는 물로 씻어내야 한다).
3. 손목시계, 반지, 안경 등 금속 부착물을 빨리 벗겨야 한다.
4. 수포 막을 터트려서는 절대 안 된다.
5. 옷을 입고 화상을 입었을 때는 함부로 옷을 벗지 말며 옷을 입은 채로 흐르는 찬 수돗물에 식혀줘야 하며 소실되었을 때는 가위로 그 환부의 옷을 조심스럽게 베어내야 한다.
6. 화상 부위가 넓고 체포 면적이 20% 이상 화상일 때는 병원으로 즉시 이송한다. 비록 그 이하의 화상일지라도 정도가 심각할 때는 화상 전문의에게 의뢰해야 한다(금속 부착물 제거는 자칫 피부에 붙어 떨어지지 않아 화상을 더욱 심하게 할 수 있는 만큼 빨리 벗겨야 한다).

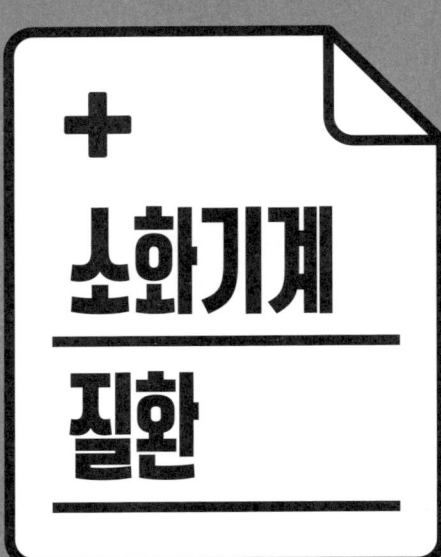

# 위산과다증

위산과다증이란 위액의 산도가 과다한 상태에서 발생하는 위의 모든 증상군을 말한다. 원인은 불규칙한 식생활 및 폭음, 폭식, 흡연, 진통제, 항생제 연용 등에 의해 발병하는 수도 있다. 이 밖에도 만성 위염이나 위십이지장 궤양과 같은 지병에 의해 발병하는 수도 있다.

위산과다증은 주로 속쓰림, 트림, 위의 산패액이 입으로 넘어오는 등의 증세를 보이며 심한 경우는 산패액과 같이 위의 내용물이 입으로 넘어와 되새김을 하는 수도 있다.

위산과다증은 식후 약 1~2시간을 전후로 전기한 증상을 보이는데 이는 섭취한 음식물을 소화하기 위하여 분비되는 산도가 병적으로 대량 분비하기 때문이다. 정상 위산은 염산인데 병적 위산은 유산, 유기산이다.

그러나 정상적인 사람의 위액 중 염산은 0.2~0.4%를 차지하고 있는데 산도가 병적으로 높아지면 속쓰림과 트림 산패액이 입으로 넘어오는 등 전형적인 위산과다증의 증세를 보이나 위산과다증의 경우 흔히 만성 위염을 동반하고 있다. 위산과다증의 대부분은 식욕이 좋은 편이며 만약 식욕이 썩 좋지 않은 사람도 2~3일 이내에 어느 날은 식욕이 좋은 경우가 있다.

비교적 식욕이 없는 사람은 대부분 신경증을 합병하고 있는 경우가 많다. 그러므로 위산과다증의 원인을 신경학적 소견과 화학적 소견, 물리학적 소견으로 분류 관찰해야 한다. 이와 같은 진찰은 주로 문진에서 포착된다.

### 진찰

위산과다증은 확실히 알기 위해서 위액을 채취하여 위액의 산도를 검사하여 진단하는데 이와 같은 검사는 어떤 약제로 투약할 것인가를 정하기 위한 검사이다.

### 치료

위산과다증은 약물요법이 주체가 되며 식생활도 못지않게 중요하다. 약물은 주로 제산제로 건조 수산화 알미륨겔, 합성 규산 알미겔 중조 산화마그네슘 등과 같은 제산제를 쓰며 위산 분비를 관장하고 있는 자율신경 차단제인 분비 억제제를 쓰기도 한다. 자율 신경절 차단제는 피페사네이트 화이날린 아트로핀 등이 주로 쓰이고 위염의 증상이 보이면 히스타민 수용체 차단제를 쓰기도 하나 약제 개개의 작용이 다르므로 진단받은 의사의 처방에 따라야 한다.

### 생활과 주의

식이요법은 위산과다증의 치료를 조속히 할 수 있도록 하는 것에 크게 도움이 되므로 다음 사항을 반드시 지켜야 한다.
- 무른 쌀밥과 두부찌개, 된장찌개 등 콩 음식은 위산과다증에 좋은 음식이

며 계란, 우유, 버터, 두유 등도 좋으나 특히 계란, 우유는 먹은 후 해롭다고 느껴지면 먹지 말 것
- 빵, 떡, 카스텔라, 비스킷, 고구마, 밤, 커피, 홍차, 냉면, 술, 담배 등은 해로운 음식이므로 피할 것
- 그러나 위산과다증에 좋은 음식도 포식은 금할 것

# 위십이지장 궤양

위십이지장 궤양이란 위와 십이지장 점막의 일부가 헐거나 회사되어 점막에 결손이 발생한 질환을 말한다.

그런데 위궤양과 십이지장궤양을 분리하지 않고 위십이지장 궤양이라고 하는 것은 서로 발병 부위가 다를 뿐 동일한 병리학적 소견으로 보기 때문에 이를 하나로 묶어 위십이지장 궤양이라고 한다.

위십이지장 궤양의 발병은 먹은 음식물을 소화하기 위하여 위에서 소화액인 염산과 펩신을 분비하게 되는데 이는 대단한 소화력을 가지고 있어 육류를 비롯한 생선의 뼈까지도 소화하는 힘을 가지고 있다.

그러므로 염산과 펩신이 위나 십이지장의 점막까지도 소화시키는 힘이 있는데 이와 같은 점막 소화를 막기 위하여 위에서 점액이라는 것을 분비하여 자가 소화를 방어하고 있다.

그래서 소화액인 염산이나 펩신을 위 점막의 공격 인자라 하고 점액은 위 점막을 지지키는 방어 인자라 한다. 이와 같이 공격 인자와 방어 인자의 균형에 의해 정상적인 건강한 위로 생활하게 되는데 만약 염산이나 펩신의 분비가 지나치게 많은 경우에 비해 점액 분비량이 감소하면 취약한 부위의 위나 십이지장 점막을 소화해 버리는 것으로 보고 이를 소화성 궤양이라 한다.

그러나 근래 H. Pylori에 대한 연구로 소화성 궤양의 병인론에 대한 이제까지의 개념을 크게 변화시켰다. 그렇다고 전술한 공격 인자와 방어 인자의 개념에 변화를 의미하는 것은 아니고 균형 파괴에 대한 근본 원인의 하나로 이 H. Pylori와 어떠한 연관 관계를 가지고 있는가에 대해서 연구가 활발히 진행되고 있다.

현실적으로 과거 소화성 궤양의 대부분이 이 H. Pylori에 기인하여 발병하는 것으로 믿고 있으며 특히 십이지장궤양의 발생과 재발에 결정적인 역할을 하는 것으로 이제 소화성 궤양은 감염성 질환으로까지 인식의 전환이 되고 있다. 그러나 이와 같은 외국의 연구 보고가 우리나라 실정에도 정확하게 해당되는지는 더 지켜봐야 할 것이다.

아무튼 위궤양을 일으키는 부위의 대부분은 소만부에 발생률이 높고 유문부나 위각부에서도 많이 발생한다.

십이지장궤양은 구부나 하행부에 제일 많이 발생한다.

그러나 위궤양이나 십이지장궤양 모두 현대 의약의 발전에 의해 잘 낫는 질환이나 완치하지 않고 재발을 되풀이하거나 치료하지 않고 방치하면 궤양의 악화에 따라 대출혈을 일으키는 경우로 토혈과 하혈을 일으켜 쇼크에 빠지므로 응급을 요하게 된다.

만약 위나 십이지장에 천공이 생기면 위에 존재했던 내용물이 천공된 곳을 통해 복강 안으로 유입되어 급성 복막염을 일으키므로 급히 병원의 수술을 받아야 한다.

위십이지장 궤양은 더러 자각 증상이 없이 경과하는 경우가 있어 본인이 의식하지 못한 사이에 발생하는 만성형도 있고 이와 반대로 급격히 발병하는 급성형도 많다. 그러나 대부분은 위십이지장 궤양의 특유한 자각 증상을 보이므로 의심이 되면 곧 내시경 검사를 해야 한다.

## 증세

복통, 속쓰림, 출혈은 위십이지장 궤양의 3대 증세라 하지만 이 밖에 구역, 구토, 식욕부진, 변비 등이 있는 경우도 있다.

또한, 사람에 따라 달라서 복통을 주증으로 하거나 토혈을 주증으로 하는 경우도 있고, 또 속쓰림, 복통, 토혈 등 모두 다 나타나는 사람도 있다.

그러나 위십이지장 궤양이 무증상으로 경과하다 우연히 내시경 검사에서 발견되는 경우도 적지 않다.

이 질환의 통증은 상 복통이 대표적으로 많고 동통의 경중은 궤양 부위에 따라 다소 다르게 나타나지만 위십이지장 궤양의 3대 증세 중에서 속쓰림은 위산과다증에서 흔하므로 확진을 해보아야 한다.

위궤양은 일반적으로 식후 30분 내외에서 복통이 일어나고 십이지장궤양은 공복에 복통이 일어나는 것으로 인식하고 있으나 반드시 그런 것은 아니다. 그러나 식후면 정확하게 복통을 일으키는 경우는 반드시 내시경 검사를 해볼 필요가 있다.

또, 평소 흑변을 보거나 경중의 빈혈 증상이 보이면 하혈하고 있을 가능성이 있으므로 빈혈 약을 중지하고 내시경 검사를 해보아야 한다. 특히 하혈량이 적으면 대변 색으로는 구분할 수 없으나 빈혈 증상은 따른다. 그러므로 위의 상태가 좋지 않은 상태에서 빈혈 증상이 보일 때도 내시경 검사를 한 번쯤 해보아야 한다.

그러나 토혈은 구토와 동시에 피를 토하므로 위 내에 괴인 동안 위나 소장의 효소에 의해 진한 초코우유 찌꺼기와 같은 색으로 변한 피며 대부분 선혈은 아니며 만약 선혈일 때는 출혈량이 많은 경우로 위에 지체한 시간이 짧기 때문이다.

하혈은 일반적으로 위의 출혈량이 많으면 암적색이 되고 출혈량이 많지 않으면 위와 소장에 머무는 동안 효소에 의해 검은색으로 흑변을 보게 된다. 토혈, 하혈 모두 대량 출혈일 경우는 빈혈 증상이 심하고 혈압도 극도로 내려가 창백해지고 맥박도 약해져서 사물이 노랗게 보이며 곧 쇼크에 빠지므로 지체 없이 병원 외과의 처치를 해야 한다.

그러나 위급하지 않은 위십이지장 궤양은 내과 진찰을 받으며 상 복부 동통과 토혈, 하혈의 정도가 긴급을 요하지 않을 때에는 소화기 내과의 치료를 받는 것이 원칙이며 일반적으로 잘 낫는 질환이다.

### 진찰

진찰은 X선 검사만으로도 확진할 수 있으나 때로 X선이나 내시경에서 포착된 병변이 궤양인지 암인지 확진할 수 없을 때도 있는데 이때는 내시경으로 보면서 관의 끝에 메스 같은 것으로 병변의 부분이나 주변의 조직을 필요한 정도로 채취하여 현미경으로 조사하는데 이와 같은 검사를 생검 검사라 한다. 암은 채취한 조직 속에서 암세포가 발견된다. 이 검사의 결과는 약 1주일에서 확실히 알 수 있다.

이 밖에 위액을 채취하여 위액 검사도 한다. 위액 검사는 과산증인가 저산증인가를 확실히 알 수 있어 투약과 밀접한 관계가 있으며 위액 산이 얼마나 많은가의 정도로 알 수 있다. 또 위액 검사에 의한 어떤 수술을 해야 하는가도 결정한다.

### 치료

치료는 약물요법이 주체가 되지만 식이요법을 따르지 않으면 장기치료를 해야 하는 경우와 완치하기 힘들 때도 있다.

치료약제는 많으나 일반적으로 과산증으로 발병한 경우와 저산증으로 발병한 경우는 전혀 다른 약제가 사용되지만 대부분의 환자는 과산증으로 발병하고 저산증으로 발병하는 경우는 극소수이며 때로 수반성 위십이지장 궤양일 때가 많다.

약으로는 산의 중화와 위 점막을 보호하는 건조 수산화 알루미늄겔, 합성수산 알루미늄겔 등이 사용되며 위산이나 펩신의 분비를 억제하는 항콜린제, 항 가스트린제, H2 수용체, 길항제, H.펌프를 차단하는 약제 등이 쓰이나 이와 같은 약제는 환자의 증세에 따라 달라지며 위액 산의 정도에 따라 용량도 약의 종류도 다소 달라진다. 또 하나의 약제에서 효과가 적으므로 2가지 이상의 작용이 다른 약제를 이상적으로 조제함으로써 보다 정확한 효과를 기대할 수 있다. 치료는 보통 2개월 내외에서 완치된다. 그러나 완치 후에도 식이요법은 지속해야 한다.

### 생활과 주의

- 의사가 완치되었다고 할 때까지는 임의로 투약을 중지하지 말 것
- 정신적으로 육체적으로 안정할 것
- 술, 담배는 끊을 것
- 고른 음식으로 영양식을 하며 정해진 시간에 식사를 하되 포식은 금할 것
- 빵, 떡, 카스텔라, 비스킷, 고구마, 밤, 팥 음식, 커피, 홍차 등 먹어서 해롭다고 느껴지는 음식은 피할 것

# 급성 위염

급성 위염이란 위 점막에 급격한 염증이 일어난 현상을 말하나 여러 가지 원인에 의해 급성으로 위 점막에 염증을 수반한 충혈부종 등을 총칭한다.

급성 위염에는 경증에서 중증의 것이 있는데, 경증은 속칭 체했다고 호소하는 경우의 증상을 말하며 중증은 복통을 수반한 복부의 팽만, 구토 등이 일어나 구토를 하는데, 되풀이되는 구토의 경우에는 구토물에 피가 섞여 나오는 수도 있다.

급성 위염에는 외인성 급성 위염과 내인성 급성 위염으로 분류하는데 외인성 급성 위염은 자극적인 음식의 폭식에 의한 것이 있고 부식물에 의한 부식성 급성 위염이 있다.

자극적인 음식은 주로 커피, 겨자, 후추, 냉면, 계탄 등이 한꺼번에 대량 섭취했을 때 발병하고 이로 인한 식중독에 걸렸을 대는 반드시 급성 위염이 일어난다. 부식성 급성 위염이란 해열제인 아스피린의 대량 복용과 염산, 인, 비소 등의 부식물을 섭취했을 때 발생하는 것을 말하는데 특히 자살을 목적으로 농약, 극약, 독물을 섭취하면 부식성 위염이 일어나는데 이때는 지체 없이 응급처치를 해야 한다.

내인성 급성 위염은 음식물과 관계없이 급성 감염증, 폐렴, 디프테리아 등의 급성 감염성 질환이 원인이 되어 발병하기도 하고 간장병 등에서 이차적으로 발병하는 수도 있다. 감염성으로 위염을 일으키는 원인은 감염된 균체의 유독물이 혈액에 따라 위에 스며들어 일어나는 것으로 인식하고 있으나 정확한 것은 아니다.

또 극히 드물게는 알레르기성 위염도 있는데 이는 특정 음식물로 그 사람에게 알레르겐이 있는 경우 발병한다. 대표적인 음식은 고등어, 꽁치 오징어, 계란, 우유, 돼지고기, 등의 특정 음식물에 대한 과민반응으로 발병하는 위염을 말한다.

이와 같은 급성 위염의 발병은 원인이 되는 음식과 유독물에 따라 다르나 음식의 경우는 섭취한 후 약 5~20시간 이내에 발병하지만 부식성 유독물은 1~10분에 발병한다. 그러나 이것 역시 부식물의 종류에 따라 발병 시간이 다소 다르게 나타나는 수도 있다.

## 증세

음식물에 의한 급성 위염의 증세는 초기에는 위부 불쾌감으로부터 서서히 구역, 식욕부진, 때로 구토가 나는 수도 있다.

위염의 정도에 따라 복통을 수반하기도 하고 위부 팽만감은 이 증상의 수반증이다. 만약 식중독이 되면 설사도 일어나는데 이때는 장염까지 합병하고 있는 것으로 보아도 된다.

부식물에 의한 급성 위염은 복용 1~10분 이내에 상 복부에 격심한 동통이 일어나고 대부분은 토혈이 일어나며 얼마 후에 대변에 검은 피가 섞여 나온다. 만약 부식 정도가 약한 것은 약 24시간 내에서 흑변을 보는데 이는 피가 약간 효소가 되어 나오는 것으로 검게 보이는 것이다.

어떤 종류이건 극약이나 부식성 물질을 섭취했을 때는 지체 없이 응급처치를 해야 한다.

만약 경증의 증세라 하여 방치하면 후유증으로 각종 만성질환으로 남는 경우도 종종 있다.

## 진찰

급성 위염을 비롯한 소화기는 현대 의학의 발전에 따라 내시경의 등장에 의해 위의 내부를 직접 관찰하여 위 점막의 손상과 염증 상태를 확인하게 되었다. 그러므로 다른 위병과 구별도 가능하게 되었으며 어떤 형태의 위염인가도 정확하게 알 수 있게 되었다. 그러므로 급성 위염은 원인이 분명하여 대부분의 경우 간단히 진단할 수 있다.

내시경으로 관찰하면 발병 직후에는 대부분의 환자에게서 위의 점막에 염증 부종 출혈이 나타나며 중증의 급성 위염은 발병 후 1~2주가 경과해도 계속 점막의 부종, 발적이 보인다.

외인성 급성 위염은 우선 금식하는 것이 최선이며 구토를 수반하는 것은 현재 위에 존재하는 내용물까지도 위장 밖으로 추방해야겠다는 생존상의 생리작용이다.

또, 식욕이 없는 것은 더 이상 외부로부터 음식을 공급하지 말아 달라는 생리현상이므로 금식은 우선 절대적이다.

그러나 식욕이 생기면 부드러운 미음 같은 것을 적은 양으로 시작하면 대부분 수일 내에 증세 소실이 되며 양호한 경과를 보이나 드물게 만성 위염으로 이행하는 수도 있다.

내인성 급성 위염은 위염을 일으키는 질병 치료를 하는 것이 원칙이지만 기왕증인 위염 치료도 같이 해야 한다.

부식성 급성 위염은 그 대상이 극약이든 독약이든 급히 토하게 하는 것이 원칙이지만 토한 후도 위세척을 해야 하고 극약의 종류에 따라 해당한 극약 중화제를 사용해야 한다. 그러나 이와 같은 일은 병원 소관이므로 가정에서 적당히 처리하려 해서는 안 된다.

만약 상당한 시간이 경과하면 그 약물이 위나 장에서 흡수되어 독물 중독에 빠지는 수도 있고 심한 위의 염증으로 위나 장이 천공되어 치명적일 수도 있다. 그러므로 이와 같은 경우는 응급을 요하므로 지체 없이 병원으로 이송해야 한다.

## 치료

외인성 급성 위염의 경증은 파모티딘, 시메디딘, 오메푸라졸 등의 항궤양제와 함께 제산제를 쓰기도 한다. 그러나 약보다 중요한 치료는 아래의 식사에 대한 주의사항을 엄수해야 하는 것이다.

이 밖에 극약에 의한 외인성 급성 위염은 한동안 병원에 입원하여 금식하고 수액주사를 맞으면서 한동안 입원치료를 해야 한다.

## 음식에 대한 주의

- 부드럽고 소화가 잘되는 유동식으로 소식하고 1일 3회 이상을 먹지 말 것
- 간식을 금할 것
- 커피, 홍차 겨자, 후추, 짠 음식, 매운 음식, 카스텔라, 비스킷, 빵, 떡 등의 음식을 피할 것
- 안정하고 과로를 피할 것
- 충분한 수면을 취하고 식후 즉시 자지 말 것

- 식욕이 없는데 일부러 식사를 하지 말 것
- 튀긴 음식이나 기름기가 많은 음식을 피할 것

# 만성 위염

 만성 위염이란 한마디로 위의 점막에 만성 염증이 발생한 질환의 총칭을 말한다. 그러나 급성 위염처럼 원인을 확실히 모르는 경우가 많지만 일반적으로 급성 위염을 완치하지 못하고 재발을 되풀이하는 경우에 만성 위염이 되는 경우도 있고, 위 점막을 지속적으로 자극하는 외인성인 것도 있다. 예를 들면 알코올, 커피, 흡연, 불규칙한 식생활, 스트레스, 잦은 정신적 흥분 등을 들 수 있다. 이 밖에도 많은 원인에 의해 발병한다고 보고 있으나 아직 확실한 원인을 모르는 경우가 많다.
 만성 위염은 특발성 만성 위염과 수반성 만성 위염으로 대별하는데, 특발성 만성 위염은 위에 타 질환이 없이 단순히 위 점막에 만성적인 염증만 있는 경우를 말하며 수반성 만성 위염은 문자 그대로 다른 병이 수반하여 위염을 일으키는 것으로 대표적인 것은 위궤양, 위종양, 위암 등에 수반하여 일어나는 것을 말한다.
 그러나 특발성 만성 위염에는 만성 표재성 위염과 만성 위축성 위염, 만성 비후성 위염 등 상태에 따라 3가지로 분류한다.
 만성 표재성 위염은 비교적 경증으로 위 점막의 표면에 염증이 발생한 상태를 말하고 만성 위축성 위염은 위의 점막이 위축하여 얇아진 것으로 위선도 위축하여 위산 분비 장애로 저산증 또는 무산증이 되기도 한다. 특히 고령에서 많이 발생하며 상당히 난치성으로 더러 위암으로 이행하는 질환으로 주목되기도 한다.

그러나 만성 비후성 위염은 내시경 관찰에서 위의 점막이 정상보다 비후하게 보일 뿐 실제 세포증식에 의해 비후한 것은 아니다. 그러므로 위산 분비 장애는 전혀 없다.

수반성 만성 위염은 위십이지장 궤양, 위종양 위암을 수반한 위염이라 하여 수반성 만성 위염이라고 한 것이다.

대개 위축성 만성 위염은 위암을 수반하는 경우가 많고 비후성 만성 위염은 십이지장 궤양을 수반하는 경우가 많다.

그러나 대부분의 만성 위염이 위암을 유발하는 경우는 거의 없는 것으로 보고 있으나 이 양자 사이의 확실한 관계의 변화에 대해서는 아직 모르고 있으며, 만성 위축성 위염의 지병자는 위암으로 이행할 가능성이 높다는 사실만은 인증되고 있다.

## 증세

만성 위염의 증세는 상 복부 불쾌감, 항 복부 중압감, 구역, 식후 복통, 식욕부진, 전신권태, 때로 구토, 체중감소, 특히 위축성 만성 위염인 사람은 토혈 등의 증상이 나타난다.

그러나 만성 위염이라 하여 전술한 증상이 반드시 있는 것이 아니라 더러는 무증상으로 정상적인 생활을 하다가 갑자기 토혈을 하는 수도 있는데 이는 토혈할 수 있는 무증상의 만성 위염에 약간의 토혈의 요인이 가하게 되면 일어나는 것으로 대개는 아스피린, 진통제, 과다한 커피, 지나친 흡연, 과음 등 위 점막을 자극하여 염증을 가중시킬 때 일어난다.

이와 같이 상당수의 사람 중에는 무증상 만성 위염에 걸려 있는 사람도 없지 않으므로 한 번쯤 위내시경 검사를 받아보는 것도 바람직한 것이다.
   특히 생활에서 더러 위의 불쾌감이나 소화불량 등의 증세가 잦은 사람은 내시경 검사로 자신의 위 상태를 점검해 볼 필요가 있다.

## 치료

   자신에게 해롭다고 느껴지는 음식을 피하는 것이 중요하며 치료는 약물요법과 식이요법을 병행해야 한다.
   약물로는 과산증과 저산증은 정반대이므로 투약하는 방법도 반대이다. 과산증에는 제산제는 물론 산 분비물을 억제하는 약과 H2 수용체 길항제를 쓴다. H2 수용체 길항제로는 파모티딘, 시메티딘, 라니티딘이 있고 H 펌프를 차단하는 오메프라졸이 있다. 저산증에는 소화제와 식이요법이 주체가 된다.

## 과산증과 저산증에 따른 식생활

   과산증은 산 분비를 촉진하는 자극적인 음식을 피한다.
   예를 들면 빵, 떡, 카스텔라, 비스킷 등 밀가루 음식은 해로우며 고구마, 밤, 팥 음식도 해롭다. 돼지고기, 소고기, 닭고기 등 육류는 산 분비를 촉진하므로 가급적 피하는 것이 좋으며 적게 먹어야 한다. 그러나 지방은 위산 분비를 다소 억제하므로 버터나 참기름 등은 좋다. 커피, 홍차, 콜라 음주는 피하는 것이 좋고 흡연은 대단히 유해하므로 금연은 사실상 반쯤 병을 고치는 셈이 된다.
   저산증은 소화에 부담을 주는 많은 양의 음식은 이로운 음식도 유해하므로 가급적 균형 있는 음식을 소량으로 1일 4~5회 먹도록 한다. 이 질환은 식욕이 없는 것이 특징인데 그렇다고 굶는 것은 유해하다. 그러므로 영양가가 높고 식욕을 높이는 식사를 해야 한다. 위액분비를 촉진시키는 구연산이 함유된 음료수는 좋다. 그러나 술과 담배는 위염을 조장하므로 완전히 끊어야 하며 규칙적인 생활과 정해진 시간에 맞추어 식사를 하도록 해야 한다.

## 생활과 주의

- 수개월의 투약을 해야 하는 질환이므로 증상이 상당히 호전되었다 하여 투약 중지를 하지 말 것
- 치료 후도 식이요법은 계속할 것
- 외식은 가급적 금할 것
- 손님으로 갔을 때는 자신의 병을 설명하고 소식할 것
- 술, 담배는 반드시 끊을 것
- 과식을 하지 말 것
- 아스피린, 부신피질 호르몬 제제는 어떤 경우도 경우 투여를 하지 말 것
- 정신적, 육체적 과로를 피할 것
- 먹기 싫은 음식을 억지로 먹지 말 것
- 시간에 맞추어 규칙적인 식사를 할 것

# 급성 장염

　급성 장염이란 급격한 설사를 비롯하여 구토, 복통, 발열 등을 일으키는 질환으로 감염이 원인이 되어 일어나는 것과 비감염으로 일어나는 것을 총칭한다. 그러므로 급성 장염은 경증의 설사에서 중증으로 응급을 요하는 경우까지 여러 가지 증세가 있다. 다시 말하면 급성 장염은 식중독이나 전염병이 원인이 되어 발생하는 수도 있고 일시적인 소화성 질환에 의해서도 발생하는 것까지를 말한다. 그러므로 급성 장염이란 급격한 설사 등의 증세를 하나로 묶어 증후군으로 사용되고 있다.

　급성 장염은 각종 원인에 의해 발병하지만 대부분은 세균 감염에 의한 것이 많고 이 밖에 바이러스 진균 원충의 감염이 원인이 되어 발병하는 경우도 있다. 또는 세균 감염 외에 음식의 자연 독이나 화학물질이 원인이 되어 발병하는 경우도 있다. 또한 폭음, 폭식에서도 흔히 발병하며 배를 오랫동안 냉각하는 경우에도 발병한다.

　이 밖에 X선 조사 동위원소 검사 또는 정신적 스트레스가 원인이 되는 수도 있다.

## 증세

일반적 증세로는 급격한 설사, 구역, 구토, 복통, 발열이지만 원인에 따라 중경의 차가 있고 지속시간도 다르다.

그러나 원인이 세균 감염일 때에는 비교적 중증의 증세를 보이며 설사가 주증으로 구역, 구토, 복통, 발열은 있고 만약 증세가 있다 하더라도 가볍게 경과한다.

그러나 성인과 소아는 차이가 있는데 소아의 경우는 다소 심한 증상을 보인다. 복통은 간헐통 즉, 산통으로 배꼽을 중심으르 복부 전체가 아프며 복명도 동반한다.

경증은 2~3일에서 스스로 낫지만 중증인 세균성일 때에는 장기간 지속하며 예후가 좋지 않으므로 발열을 수반한 구토, 복통은 의사의 진찰을 받아 그에 해당한 항생제를 투약해야 한다. 2~3일에서 스스로 치료되어야 할 설사가 1주 이상 지속할 때는 구토, 복통, 발열이 없다 하더라도 의사의 진찰을 받는 것이 좋다.

만약 구토, 복통, 발열이 없다 하더라도 심한 설사를 계속하면 체액 중의 전해질(조직액) 상실이 되어 탈수를 일으킨다. 탈수에 빠지면 전신권태는 물론 경련, 쇼크 등을 일으킬 수 있으므로 주의해야 한다.

## 진찰

진찰은 세균 감염 여부를 알기 위해 체온 측정, 혈액검사를 하며 대변검사도 한다. 때로 X선 검사를 하는데 이는 장폐색, 궤양성 대장염 등의 의심이 될 때만 한다.

그러나 장폐색증은 격심한 동통이 지속하므로 의사라면 곧 알 수 있다.

## 치료

구토와 설사는 위나 장에 존재해서는 안 되겠다는 내용물을 입이나 항문을 통해 추방하려는 생리적 반응이므로 원인을 모르고 함부로 지사제를 써서는 안 된다.

그러나 경증의 설사는 적당한 지사제를 투약하기도 하나 세균성 설사나 그 밖에 중증의 설사는 원인 규명 후 그에 해당한 원인치료를 해야 한다. 또한 탈수를 막기 위해 수액제를 주사해야 한다. 수액제는 수분과 영양을 공급할 목적으로 쓰이며 경구로 음식을 우선 먹지 않도록 하기 위한 수단이 된다.

세균성 설사도 3~4일간의 입원으로 호전되므로 그 후는 통원치료로 가능하며 그 후도 안정과 식이요법은 의사의 지시에 따라야 한다.

# 만성 장염

　만성 장염이란 수개월 또는 그 이상 기간 설사를 주 증상으로 통변 이상의 증세를 지속하는 증후군의 총칭을 말한다. 원인은 환자의 심리적 배경과 일반적으로 장내 세균총의 사멸에 의한 것도 있고 때로 급성 장염에 이어 발생하는 경우도 있다. 그러나 만성 장염의 증후군에서 더러 만성 위축성 위염, 위암, 췌장암, 만성 췌장염, 갑상선 기능 항진증 등 장에만 국한되어 있지 않은 질환에서 만성적으로 설사를 일으키는 것을 발견하기도 한다.

　만성 장염은 설사를 주 증세로 하루에도 수회 또는, 10회 이상 배변 횟수를 보이는 경우가 많으나 급성 장염처럼 많은 양의 배변은 아니다. 변의 상태는 극히 무르며 대개는 점액변과 같이 배설된다. 복통을 겸하고 있는 경우도 있으며 대개는 배꼽을 중심으로 경증 동통이 확산하거나 할 뿐 중증의 경우는 아니다. 주로 아프면서 변을 보지만 배변 후는 통증도 사라진다. 대개는 동통을 느끼는 하행 결장 부위를 누르면 아픔을 느끼는데 이런 경우 대표적인 만성 장염의 특징으로 배변 횟수가 일정하지 않고 그날그날에 따라 다르며 설사와 변비를 번갈아 하는 수도 없지 않아 과민성대장증후군과 유사하다.

### 진찰

진찰은 주로 위·췌장·간장·담도 등 소화기계의 병변이나 갑상선 기능 항진증·당뇨병 등의 전신성 질환의 유무를 조사한다. 이와 같이 원인이 확실하면 그 원인치료에 따라 완치되지만 원인이 확실히 규명되지 않는 것은 대부분 과민성에 의한 것이 많다.

### 치료

일반적인 치료는 섭식 생활이 주체가 된다. 그러나 원인 질환이 발견되었을 때에는 원인치료가 주가 된다.

### 생활과 주의

- 금주 · 금연할 것
- 우유나 육류, 지방을 피할 것
- 고단백을 섭취하되 생선회, 계란, 두부 등으로 할 것
- 영양부족이 되지 않도록 할 것
- 섭취하여 설사를 일으켰던 경험이 있던 음식을 피할 것
- 지사제는 수렴력이 있고 소화를 촉진하는 약으로 할 것

# 충수염(맹장염)

충수염이란 우측 하복부 맹장 끝에 붙어 있는 길이 약 10cm가량의 충수 돌기에 발생하는 염증을 말한다. 이런 경우를 충량돌기염이라고 하고 속칭 맹장염이라고도 하는데 맹장염은 진단명으로는 사용하지 않는다.

충수염은 대개 소아에게 제일 많이 발생하고 다음으로 10~20대의 청소년기에 많이 발생한다. 그러나 노년기에는 매우 적은 편이다.

원인으로는 세균 감염설, 바이러스 감염설, 알레르기설 등 많은 설이 있으나 확실한 것은 아니다. 대부분은 충수의 점막하 림프 조직이 과잉증식하거나 장 내에 형성된 결석으로 인해 충수 돌기가 폐쇄하여 충수염이 발생하는 것으로 인식되고 있다. 이 밖에 이물질이나 기생충 종양에 의한 충수 폐쇄가 원인이 되어 충수염이 되기도 한다.

병리학적으로 충수 폐쇄로 인한 염증 반응이 충수 내의 압력을 증가시켜 정맥압의 증가가 모세혈관 차단에 의해 혈류의 정체 현상을 일으킨다. 그 결과 그곳에 일차적으로 세균 감염이 일어난다.

충수염은 충수를 외과적으로 수술하여 적출하면 완치되나 동통이 경미할 경우 방치하면 중증화하여 주위 조직과 유착을 수반하거나 충수가 파열되어 내용물이 복강으로 유출하여 급성 복막염을 일으키므로 치명적일 수도 있다.

## 증세

주 증세로는 우측 하복부통으로 시작하거나 배꼽 주위의 격심한 복통과 구역, 구토 등의 증세로 시작하여 시간의 경과에 따라 우측 하복부에 국한되어 나타나며 통증은 보다 격렬한 동통으로 지속한다. 이때는 발병을 수반하는 수도 있고 압통이 있어 진단에 유력한 단서가 되기도 한다.

그러나 충수염이 보다 진행되어 충수가 파열하면 복막염을 일으키는데 이때는 복부 전체가 긴장되어 뻣뻣해져서 손으로 누르면 강한 저항을 한다.

충수염의 화농은 대부분 세균이 충수에 감염하여 급격히 발병하지만 드물게 알레르기나 바이러스가 원인일 때는 증세가 가벼워 방치하는 수도 있는데 이 경우 종종 만성적으로 경과하다가 어느 날 갑자기 본격적인 충수염의 증세를 보이며 때로 충수가 파열하여 복막염을 일으키는 수도 있다.

## 진찰

진단은 문진과 충수염에서 출현하기 쉬운 압통점 등이 참고가 된다. 문진은 언제부터 어떤 과정의 동통으로 지금에 이르렀으며 초기의 동통과 현재의 동통의 변화 등을 묻고 압통점을 손으로 눌러보는 촉진도 한다.

이 밖에 혈액을 채취하여 백혈구 수를 조사한다. 정상인의 백혈구 수는 혈액 $1mm^3$ 중 약 5천 정도인 데 반해 충수염이 발생한 사람의 백혈구 수는 1만을 넘고 만약 충수가 파열하여 복막염을 일으킨 경우는 백혈구 수가 2만이나 된다.

## 치료

충수염은 약물로 치료되는 경우는 드물기 때문에 충수염이란 진단이 내려지면 황급히 수술해야 한다. 충수는 사람에게 있어서는 있어야 할 아무런 의미가 없으므로 발병하면 절제수술 하는 것이 최선이다.

초기의 경증 충수염으로 유착이 없을 때에는 단시간 내에 수술이 끝나고 퇴원도 1주일 이내에 이루어지지만 만약 상당한 시간이 경과하여 악화된 상태로 충수가 주변 장기와 유착되어 있거나 파열되어 충수 내에 농이 외부로 유출하면 복막염을 일으킨다. 이때는 장시간의 수술은 물론 예후도 좋지 않아 장기간의 입원을 해야 하는 경우가 많다. 이런 경우 고집하여 빨리 퇴원하면 복막염으로 치명적일 수도 없지 않다.

그러나 특수한 사정으로 당장 수술을 할 수 없을 때는 광범위 항생제를 투약하면서 우측 하복부에 얼음찜질을 하는 보존 요법을 시행하기도 하나 이와 같은 방법은 특수한 사정이고 24시간 이상을 경과하지 않는 것이 좋다. 더러 전술한 항생제 투약과 얼음찜질로 동통도 소실하고 치료된 것 같은 경우도 있으나 이와 같은 경우 흔히 수개월 또는 수년간 만성적인 충수염으로 종종 하복부의 이상감을 의식하면서 생활하는 수도 있다.

그러나 언젠가는 재발할 수도 있고 재발을 되풀이하면 복막염을 일으키는 수도 있다.

# 설사

　대변에 함유된 수분이 정상치보다 월등히 많아 고형화를 못 하고 액상의 변을 보는 것을 설사증이라 한다. 설사는 소장과 대장에서 수분 흡수에 장애를 받을 때 일어나는 것과 소장과 대장에서 분비액이 과잉으로 분비하거나 장관의 지나친 연동 항진 등에 의하여 장의 내용물이 미처 고형화하기 전에 빠른 통과로 인해 발생하는 설사 등으로 분류하나 원인은 더 많다.
　제일 많은 원인으로는 폭음과 지방이 많은 음식의 폭식, 부패된 음식물 섭취, 세균 감염 등이 주증이고 이 밖에 중독증, 원충감염, 유포자충, 아메바, 알레르기성 반응, 면역결핍 질환, 한랭자극, 췌장질환 등 여러 가지 질환에 의해서도 발병한다. 설사를 대별하여 치료하지 않으면 안 되는 경우와 일과성으로 장의 이상 발효에 의해 발병하여 스스로 낫는 질환 등으로 분류한다.
　설사는 급성과 만성 설사로 분류하고 또 감염과 비감염으로 대별한다. 그런데 중등도 이상의 열을 수반하거나 고열을 수반하는 경우는 대개 세균 감염이 원인인 경우가 많으므로 반드시 복약해야 한다. 세균 감염의 경우 반드시 발열을 수반하며 점액변으로 복통을 나타내는데, 보다 경과하면 대량의 점액변과 혼합된 혈변을 보일 때도 있다.

특히 세균성 식중독의 경우 발열과 설사, 복통, 구역, 구토가 일어나며 혈변을 보는 수도 있다. 발열을 수반하지 않는 급성 솔사는 대부분이 비감염성 설사로 미열이거나 열이 없는 것이 대부분이다.

설사를 일으키는 발병 빈도가 가장 높은 것은 폭음, 폭식으로 인한 것이 가장 많고 우유불내증으로 우유를 많이 마시면 설사를 하는 경우와 특정 식품으로 알레르기 반응이 설사를 일으키는 경우도 있다.

그러나 전기한 발열과 설사, 복통, 구역, 구토가 심할 경우는 탈수가 일어날 수 있으므로 잘 관찰할 필요가 있는 증세이다. 특히 소아에게 이와 같은 탈수가 흔하므로 소아 설사에 대해서는 각별히 유의해야 한다. 제일 중요한 것은 열을 수반하는 것과 그렇지 않은 설사를 구별하고 급성설사와 만성 설사를 잘 관찰하여 복약하면 설사는 그다지 큰 문제가 되는 것이 아니다.

특히 서사로 인한 심한 복통 즉 산통을 일으키는 경우가 있는데 이는 대개 장의 발효 이상으로 인한 유화수소가 장벽을 공격하므로 발생하는 장관의 일종의 경련으로 변의 시 흔히 일어난다.

### 진찰

주로 대변의 일부를 채취하여 검사하며 중증질환의 유무를 알기 위하여 장내시경으로 검사하기도 한다.

### 치료

세균 감염 시에는 그에 해당하는 항생제를 투약하고 이 밖에 일과성인 발효 이상에서 일어나는 경우는 지사제인 비스무트써버니트레이트 또는 비스무트써버카브네이트를 쓰기도 하고 만약 복통이 있으면 항진경제도 쓰나 일반적으로 설사가 멈추면 복통도 같이 소실된다. 그러나 설사한 장내에 존재해서는 안 되겠다는 생리적 반응으로 내용물을 밖으로 추방하고자 하는 작용이기 때문에 설사만을 멎게 하는 투약은 최선책이 될 수 없는 것이다. 그러나 심한 설사는 탈수가 되기 쉬우므로 적당한 지사제가 필요한 것이다.

### 생활과 주의

- 폭음, 폭식을 하지 말며 대량의 지방식을 하지 말 것
- 먹었던 음식이 설사를 일으킨 예가 있었을 때는 그 음식을 먹지 말 것
- 우유 또는 자극적인 음식을 많이 먹지 말 것
- 배를 찬 방바닥에 대고 자지 말 것
- 찬 음식을 대량 먹지 말 것

# 만성 설사

　오랜 기간 하루 3~6회 이상의 설사를 하는 것을 만성 설사라 하는데 만성 설사에는 기능성 설사와 기질성 설사로 대별한다.
　기능성 설사는 설사를 일으킬 만한 특별한 질환이 없이 장의 작용에 의해 발생하는 것으로 그 빈도는 약 60% 이상을 차지하고 있으며 기질성 설사가 약 40%로 궤양성 대장염, 크론병, 기생충, 췌장질환, 대사 이상 호르몬의 병, 대장암, 결장암 등이 있다. 그러므로 만성 설사는 장의 정밀검사를 한 번쯤 받아볼 필요가 있다.
　만성 설사는 흔히 탈수현상과 영양결핍, 빈혈 등의 증상이 일어나며 대개는 여위게 된다. 그러므로 소화불량을 일으킬 수 있는 지방이 많은 음식이나 섬유소를 제한하고 소화가 잘되는 당질, 단백질을 주로 섭취하여 전신의 건강을 유지해야 한다.
　만성 설사의 유형은 많으나 복통과 더불어 화장실로 가는 경우가 1일 4~6회로 상당량의 설사를 하는 경우가 많다. 특히 장에 자극이 되는 음식물을 섭취하면 불과 수분에서 수십 분 내로 변의가 일어나 설사를 하며 이런 경우는 설사 횟수가 다른 날에 비해 많아진다. 그러므로 만성 설사와 섭식생활은 밀접한 관계가 있기 때문에 섭식생활이 치료에 도움이 된다.

## 증세

설사를 하루에 수회 하나, 대개는 약간의 복통을 느끼면서 설사를 한다. 특히 아침 기상 시에 화장실에 가는 것이 우선이 될 때도 있고 음료수를 마시거나 물만 마셔도 화장실을 간다. 약간의 빈혈을 수반하며 탈수 현상에 빠진다. 식욕이 없다. 만약 많이 먹어도 여윈다.

그러나 비만한 사람은 전신권태, 무력감 등이 있다.

## 진찰

기질적 질환을 알기 위하여 대변 일부를 채취하여 검사한다. 또, 중증질환의 유무를 알기 위하여 각종 검사를 한다. 때로 크론병의 유무를 알기 위해서 위내시경 검사도 한다.

## 치료

치료는 분명한 원인이 규명된 후에 복약하는 것이 원칙이다. 그러나 정밀검사 후 이렇다 할 병이 없으면 복약으로 완치하는데, 단시일 내에 완치되지는 않는다.

약으로는 약간의 수렴력이 있는 건조 수산화 알루미늄겔, 침강 탄산칼슘, 젖산칼슘, 유산균제, 디아스타제, 헥사 비타민 등을 적당히 배합하여 투약한다. 그러나 수렴력이 강한 비스므트제제나 로페라마이드를 투약하면 급격한 수렴에 의한 평소 균형이 깨지므로 부작용이 일어난다.

## 생활과 주의

- 지방이 많은 음식을 제한할 것
- 폭음, 폭식은 절대 금할 것
- 대량의 우유는 절대 금할 것
- 당질, 단백식을 충분히 할 것
- 자극적인 음식을 금할 것
- 평소 먹은 음식이 설사를 일으킨 경험이 있다며 그 음식을 먹지 말 것
- 채식 위주로 섭식하지 말 것

# 과민성대장증후군

　과민성대장증후군이란 심인성 또는 체질적인 요인이 관여하여 일어나는 장관의 기능에 이상을 초래하는 만성적인 복부 증상, 설사, 변비, 복통 등을 주증으로 호소하는 만성대장증후군을 말한다.
　이 질환은 20~40대 여성에게 많이 발생하나 특히 40대의 갱년기 여성에게 더 많이 발생하는데, 주로 정신적 스트레스와 정신적 불안정, 이 밖에 자율신경실조증 등의 요인이 관여하여 있는 것으로 보고 있다.
　임상적으로 배변 이상에 따라 불안 상태가 원인이라고 인증되면 이를 신경성 대장증이라 하고 소화불량과 대장염을 합병하고 있을 때는 신경성 소화불량성 대장염이라 한다.
　또, 통증이 주 증상일 때는 경련성 대장염이라 하며 대변에 점액질이 대량 함유하고 있을 때는 점액성 대장염이라 한다.
　그러므로 이 증후군에서 발견되는 대장암이나 대장의 미란성 질환 등 기질적인 질환을 내포하고 있을 때는 과민성대장증후군을 포함하고 있지 않은 것을 원칙으로 한다.
　이 증상은 자율신경 긴장 상태가 대표적인 발증의 원인으로 알려져 있으므로 이 질환의 증후군은 사람에 따라 여러 가지 증상을 호소하지만 주로 설사를 주 증상으로 하는 것이 보통이고 때로 변비를 주 증상으로 하는 것도 있다.

그러나 더러 설사와 변비를 교대로 하는 경우도 있으나 어느 유형이든 복통은 이 증상의 수반증으로 배변 후는 복통도 같이 소실된다. 이 병은 설사의 경우 배변 횟수가 1일 5~10회 이상이나 되는데 밤 잠자리에 배변하지 않는 특징이 있다.

## 증세

설사, 변비, 식욕부진, 구역, 트림, 가슴앓이, 복부 팽만감, 두통, 현기, 심계, 발한, 안면홍조, 피로, 권태, 불안·초조, 불면 등이 있으나 이와 같은 증세가 한꺼번에 모두 나타나는 것은 아니며 그중 적어도 서너 개의 증세를 호소하는 경우가 많다. 그러나 병의 정도나 사람에 다라서는 더 많은 증세가 한꺼번에 나타나는 수도 있다.

## 진찰

진찰은 정신과나 내과의사인 진찰을 받는다. 원인이 심인성으로 발병했기 때문에 성격, 환경, 사건, 부부관계, 갈등, 활동 사항 등을 종합하여 문진하고 문제점에 관한 조언을 하며 심리적 안정을 위한 세상을 보는 안목과 인생에 대한 가치, 산다는 것에 대한 의미 등 평소 아집에 사로잡혀 있는 부분이 있다면 그에 대한 인식의 전환을 도모하면서 투약을 한다. 예를 들면 부귀영화가 훗날에 얼마나 무상하고 허무한가도 곁들여 설명한다.

약은 벤조디아제폭사이드제제나 페노치아치 유도제 등을 소량 쓴다.

## 생활과 주의

- 폭음, 폭식을 하지 말 것
- 커피, 홍차 등 자극적인 향신료를 피할 것
- 스트레스를 받지 말고 매사에 관용할 것
- 설사의 경우 지방식을 제한할 것
- 소화가 안 되는 음식을 피할 것
- 먹기 싫은 음식을 억지로 먹지 말 것
- 가급적 종교를 가질 것
- 취미생활을 할 것

# 변비증

　변비란 배변이 24~48시간 이상이 되어도 변통이 없거나 변의가 있어도 굳어서 배변을 못 하고 고통을 겪는 상태를 변비라 한다. 그러나 48시간 이상을 훨씬 경과한 상태에서도 어느 날 변의가 있어 배변할 때 정상변으로 변통이 잘되고 고통이 없으면 변비라고 할 수 없다.
　통변은 소장에서 영양분을 흡수하고 여분을 맹장으로 운반하는데 이때는 장 내용물이 수분을 많이 함유하고 있어 액상의 찌꺼기일 뿐인데 그 후 이 내용물이 장의 연동운동에 의해 상행 결장, 횡행 결장을 걸쳐 하행 결장으로 운반되는데 그동안 농축되어 수분 등이 대장점막에서 흡수되고 나머지는 고형화되어 S결장에 도달하며 내용물이 S결장에 어느 정도 고이면 음식물의 섭취에 의한 위의 자극이 계기가 되어 연동운동이 발생하여 장 내용물은 곧 직장까지 운반된다.
　이때 가해지는 직장 점막으로의 자극이 뇌로 전달되어 변의를 느끼고 배변 자세를 하면 항문 거근이 수축하고 항문괄약근이 이완되어 배설을 한다. 그런데 이와 같은 정상 변통을 방해하는 기질적 질환에 의해 발병하는 변비도 있지만 대개는 기능성 변비로 사실상의 질환이 없이 대장의 연동운동이 약하거나 반대로 연동운동이 지나치게 심해져 발생하는 것이 있고 이 밖에 배변 때 항문괄약근의 배변반사가 잘 이루어지지 않는 직장 변비도 있다.

특히 뇌와 대장을 연결된 신경의 전달경로에 장애가 있어 일어나는 수도 있지만 변비의 대부분은 변의가 있어 배변을 해야 할 경우 오래 참거나 배변 시기를 놓치는 것이 계기가 되어 변비를 일으키는데 이런 되풀이를 계속하면 습관성 변비 또는 상습변비가 되기 쉽다.

그러나 기질성 변비는 분명한 질병에 의해 발병하는데 주로 대장의 만성 장염, 장폐색, 장암 등의 병에 의해 장 내강이 좁아져 장 내용물의 통과 장애로 일어나는 변비를 말한다. 하지만 이런 경우는 극히 드물고 대부분의 변비는 기능성 변비가 모든 변비 환자 중 약 95% 이상을 차지하고 있다고 한다.

## 증세

상복부 포만감, 소화불량, 하복부 불쾌감 때로 식욕부진, 속쓰림, 부종 등이 있다.

## 치료

병형에 따라 약물이 선택되나 일반적으로 완화제와 유산균 제제를 쓴다. 또, 아침 공복 시 차가운 냉수를 1~2컵 마시거나 차가운 우유를 많이 먹는 것도 좋다. 편리상 완화제만 상복하면 장기간 치료되지 않으므로 자연식에 치료를 도모할 필요가 있다.

**생활과 주의**

- 아침 기상 시 우유나 찬물을 억지로 먹고 변의가 없더라도 화장실에 가서 변을 보고자 노력하는 습관을 할 것
- 섬유질을 많이 섭취할 것
- 변의가 있을 때는 참지 말 것
- 지방이 많은 음식을 섭취할 것
- 물을 많이 마실 것
- 적당한 운동을 할 것
- 한자리에 오래 앉아 있지 말 것
- 아랫배를 마사지하거나 목욕 시 비눗물로 아랫배를 훑어서 고화된 내용물이 이동하게 할 것
- 관장을 자주 하지 말 것

# 위경련

위경련이란 위를 중심으로 한 인근의 급격한 산통을 흔히 위경련이라 하는데 사실은 하나의 질환이 아니라 각종 질환에 의하여 일어나는 산통으로 원인과 관계없이 일반적으로 쓰이는 속칭명이며 진단명으로는 사용하지 않는다.

중경의 질환에 수반하여 일어나는 격통이므로 그 질병의 증세일 뿐 위가 경련을 일으켜 일어나는 예는 거의 없어 각종 동통을 일으키는 질병이 진단명으로 쓰인다.

속칭 위경련에는 급성 췌장염, 담석증, 급성 위염, 소화기성 궤양, 위천공 등으로 일어나는 것이 제일 많고 이 밖에 장폐색, 유문협착증, 위전정부의 경련, 드물게 회충 등에 의해 발병하는데 이와 같은 증세 중에는 위천공 등 응급을 요할 때도 있으므로 항진경제 등을 투약하고 있어서는 안 된다.

## 증세

일반적으로 급격한 산통으로 시작하지만 병의 종류에 따라 상복부의 불쾌감으로 시작하여 수분 이내로 경증의 동통이 시작하여 10분 내외에서 격렬한 격통이 시작된다. 병의 종류에 따라 구역, 구토를 수반하지만 숨을 쉴 때, 보다 격렬한 동통이 일어나며 동통 때문에 숨쉬기가 어려울 때도 있다.

우선 처치는 새우 모양으로 허리를 앞으로 구부리면서 조심스러운 호흡을 하면서 구급차를 기다린다. 그러나 통칭 위경련에는 일과성인 것도 없지 않지만 동통 소실 후에도 내과 진찰을 받아보는 것이 원칙이다.

일과성인 것은 극히 드물지만 동통 소실이 장시간을 경과하지 않는 것으로 급성 위염, 소화기성 궤양, 유문협착, 위전정부의 경련 등이 있으나 이것 역시 병의 경중에 따라 다르므로 내과 진찰을 필요로 해야 한다. 그러나 위천공, 장천공은 상복부가 단단하고 뻣뻣한 현상이 일어나 손으로 누르면 강한 저항을 하는데 이때는 응급사항이므로 곧 병원으로 이송해야 한다.

## 진찰

진찰은 X선 검사 내시경 검사를 하는데 모두 산통을 일으키는 원인 질환의 검사가 된다. 원인이 밝혀지면 그 질환의 치료에 의해 속칭 위경련의 발생이 없어진다.

## 치료

치료는 원인 질환에 해당한 약제를 복약하거나 외과적으로 치료해야 할 경우는 개복수술도 한다. 만약 담석증으로 인한 동통일 경우 담석을 추출해야 하는 것과 같다.

## 생활과 주의

- 폭음, 폭식을 금할 것
- 커피, 홍차, 겨자, 냉면 등 자극성 음식을 금할 것
- 소화불량을 일으킬 수 있는 대부분의 음식을 먹지 말 것
- 소화에 이상이 있거나 상복부 불쾌감이 있으면 금식할 것
- 먹기 싫은 음식을 억지로 먹지 말 것
- 진통제, 부신피질 호르몬제 등 위장장애가 있는 약제를 복용하지 말 것

# 급성췌염

급성췌염이란 췌장의 급성염증이 발생하는 질환으로 췌장에서 생산하는 소화액의 하나인 췌액이 지나치게 왕성하여 췌장의 조직을 자가 소화하므로 발병하는 것으로 보고 있다. 경증일 때는 부종성 췌염이라 하여 췌장이 붓는 정도이지만 중증이 되면 회사성 췌염으로 격심한 상복부의 동통은 물론 출혈을 일으키기도 하는데 이를 출혈성 췌염이라 한다.

보다 증세가 중증화하면 쇼크에 빠지는 수도 있고 폐, 심장, 신장의 작용도 장애를 받아 치명적일 때도 있다.

## 증세

갑자기 구역, 구토로 시작하여 상복부통이 일어나는 것이 특징이며 동통은 둔통에서 격통 등 여러 형태의 동통이 있는데 심한 동통의 경우는 복부 전체에 동통이 일어나며 등으로도 통증이 확산한다. 이때는 똑바로 누우면 통증은 보다 심해지며 옆으로 새우 모양으로 눕거나 앞으로 구부려 앉은 자세에 무릎을 안는 자세를 하면 한층 통증은 가벼워진다.

경증은 보통 2~3일에서 통증이 월등히 가벼워지나 중등도의 경우는 동통도 심하고 통증 호전의 시일도 오래 지속한다.

그러나 중증이 되면 장시일의 동통으로 진행되며 쇼크에 빠지거나 전신 상태가 악화하여 치명적일 수도 있다.

원인은 담석증에서 속발하는 것이 제일 많고 폭음, 폭식이 계기가 되어 담석이 담낭, 총담관을 통하여 십이지장 내에 배출하면 급성췌염이 발생한다. 이와 같은 경우는 대부분이 무 증상인 경우가 많지만 더러는 중증으로 진행하는 수도 있다.

그러나 담석과 무관한 알코올의 과음에 의한 급성췌염으로 만약 고지혈증의 지병자일 경우는 위험성이 높다. 또 급성췌염은 바이러스 감염으로 발병하는 경우도 있는데 주로 유행성 이하선염일 때 발병이며 이 밖에 췌장 인근의 타박에서 발병하는 것과 원인 불명인 것도 있다.

### 진찰

혈액과 소변을 채취하여 검사하면 아밀라아제가 상승되어 있기 때문에 진단은 용이하지만 보다 정확한 진단을 위해서는 이 밖에 여러 가지 검사를 해야 한다.

### 치료

대부분의 급성췌염은 중경의 증세를 막론하고 금식하는 것이 원칙이므로 점적 주사로 영양을 보충하고 항트립신제 등의 약제를 사용하면서 췌장을 안정시키면 후유증 없이 잘 낫는다.

그러나 급성췌염은 동통의 정도로 중경을 구별할 수 없으며 경증인 것 같은 것이 중증일 때도 있으므로 중증을 방치하면 사망하는 수도 있기 때문에 빨리 진단을 받고 치료해야 한다.

**생활과 주의**

- 완치 후도 일정 기간 지방 섭취를 감량할 것
- 얼마간 금주할 것
- 커피, 홍차, 겨자, 콜라 등 자극성이나 흥분성인 향신료를 금할 것
- 폭음, 폭식은 절대 금할 것
- 식후 소화 효소제를 상당량 복용할 것

# 만성췌염

 일종의 난치병으로 췌장 조직에 결석이나 석회화 또는 섬유화의 증가로 췌장이 단단해져서 췌장 기능장애가 현저한 경우를 총칭한다. 단단해진 췌장은 원래로 회생할 수 없는 난치성이다. 그 결과 외분비 기능이 저하하여 소화불량이 되고 또 인슐린 분비 저하로 당뇨병이 일어난다.
 원인으로는 만성췌염의 50% 이상이 알코올의 과음과 담석증, 담낭염 등의 질환이 원인이 되어 일어나는 것으로 알려지고 있으며 주원인은 알코올을 과음하는 사람에게 대단히 많은 것으로 통계되어 있다.

### 증세

 상복부통이나 배부통이 일어나지만 지속적인 동통이 아니라 간혹 일어나며 둔통이 지속하는 수도 있다. 그러나 간혹 일어나는 동통은 되풀이하여 반복하는데, 이와 같은 증세가 완전 소실 되는 경우는 거의 없다.

### 진찰

흉부 X선 촬영으로 췌석이 찍히면 췌석증의 하나로 간별되지만 이것으로 무조건 만성췌염이란 진단을 내리기는 어렵다. 이는 췌석이 없는 만성췌염도 있기 때문에 청혈 아밀라아제나 리파제치가 참고가 되기도 한다. 또 초음파 검사, CT 스캔도 진단에 유력한 정보를 제공해 주지만 섭이지장 내시경을 이용한 췌관 조영으로 특징적 변화를 볼 수 있으면 진단은 확실해진다.

### 치료

만성췌염 치료는 사실상 특효약이 없다. 췌장을 외과적으로 절제하면 당뇨병으로 사망하고, 섬유화가 불어나 단단해진 췌장이 원상으로 회복하는 경우가 없으므로 후기 생활과 주의를 엄수하면 좋다. 그러나 만약 만성췌염이 급성췌염같이 통증이 발생하면 급성췌염과 같은 치료를 한다.

### 생활과 주의

- 만성췌염의 지병자는 동통이 없어도 과로를 피할 것
- 절대로 금주할 것
- 지방분을 많이 섭취하지 말 것
- 과식하지 말 것
- 당질과 단백질은 많이 섭취할 것
- 당뇨병이 있으면 당뇨약을 먹을 것
- 식후 소화 효소제를 먹을 것

- 지용성 비타민 부족을 막기 위해 비타민A, D, K를 포함한 종합 비타민을 적당히 먹을 것
- 커피, 홍차, 콜라 등 자극성이 강한 향신료를 가급적 삼갈 것

# 뇌 신경계와 정신질환

# 뇌출혈

　뇌동맥 일부가 터져서 뇌실 내에 혈액이 고여 뇌신경의 장애를 발생하는 증후군으로 대표적인 뇌졸중을 말한다. 출혈은 스스로 멈추어지지만 출혈된 혈액은 굳어져서 일종의 혈종이 되는데 이 때문에 뇌가 압박을 받아 급격한 의식장애, 수의운동, 기능장애 등을 유발한다.
　뇌출혈은 대부분이 고혈압에 기인하여 발생하는데 혈압이 높으면 동맥에 높은 압력을 가하므로 뇌 내 미세동맥벽이 약해져서 탄력을 상실하게 되는데 여기에 계속 높은 압력을 가하게 되면 결국은 파괴되어 뇌출혈을 일으킨다. 고혈압과 무관한 선천적인 뇌동맥류, 뇌동정맥 기형, 윌리스 동맥류, 폐색증과 같은 뇌혈관의 이상, 두부외상, 뇌종양, 혈관증, 이 밖에도 백혈병, 혈우병 등 출혈의 소인이 있는 혈액질환이 원인이 되는 뇌출혈도 있지만 많은 검사를 통해서도 원인을 알 수 없는 뇌출혈도 없지 않다.
　증세로는 두통, 현기증, 구토, 하품, 때로 경련, 심하면 불과 1시간 이내에 방뇨, 방변, 언어장애, 반신불수, 안면마비 등을 일으키고 중증의 경우는 코를 골며 꼬집어도 반응이 없고 눈을 까보면 동공 산대가 되어 있는데 이때는 결국 사망하는 수도 있다.
　그러나 중등도의 경우는 코를 약간 골거나 감은 눈에 약간의 자극을 하면 눈을 약간 깜박이며 물을 먹이면 목으로 물을 넘길 수 있다. 이런 경우는 수 시간 내에 안면마비, 언어장애, 약간의 반신마비 정도인데 이 상태는 혈압만 적당히 조절해 주면 3개월에서 6개월 이내에 서서히 회복하여 정상이 되거나 약간의 결함상태에서 다시는 호전되지 않는다. 물론 6개월 동안은 팔운동은 물론 걷기 운동을 열심히 해야 한다. 아직까지 동서 의학 모두 반신불수를 호전시키는 신약도, 한약도 없으므로 혈압을 조절하고 비타민B가 많이 든 종합 비타민을 적당히 복용해야 한다.

예방으로는 스트레스를 받지 않아야 하며 갑작스러운 충격, 급격히 전신에 힘을 주는 일을 피하고 특히 화장실에서 배변을 하기 위하여 심한 힘을 쓰는 일, 목욕 중 따뜻한 물에서 갑자기 차가운 물로 들어가는 일, 목욕 후 탈의실로 나온 상태가 추웠을 때 발생하기 쉬우므로 주의해야 한다.

응급을 요할 경우는 종합병원의 뇌신경외과가 있는 곳으로 입원시켜야 한다.

# 뇌경색

　뇌경색이란 뇌동맥 내강이 막혀 혈액순환 장애를 일으키는 질병으로 뇌 대사에 필요한 산소와 혈액이 부족하거나 중단하여 뇌세포가 괴사를 일으켜 기능이 저하되거나 상실되는 경우를 말한다.
　옛날에는 뇌경색을 뇌연화증이라 했으나, 뇌혈전과 뇌색전 2가지가 있지만 검사 소견에서 이 양자를 구별하기가 어려우므로 뇌경색이라는 진단명을 쓰고 있다.
　뇌혈전은 뇌동맥에 동맥경화가 있으면 내강이 협착하여 혈액순환에 장애나 체증이 일어난다. 그러므로 자연히 혈전이 발생하여 내강을 폐색해 버리는 현상을 뇌혈전이라 한다. 이 병은 주로 고지혈증, 당뇨병, 고혈압, 고원병, 혈관염, 적혈구증다증 등의 지병자에게서 주로 발병한다.
　뇌색전은 뇌 이외의 곳에 발생한 혈전, 종양, 세균 등으로 지방의 적은 덩어리가 혈액 속에 유입하여 발병한다. 특히 심장판막증, 심근경색증, 특발성 심근증, 심방세동 따위의 부정맥 등의 질병으로 심장 기능이 저하되어 심장에 혈전이 발생하기도 한다. 특히 심장 내에 세균 감염 병소가 있을 경우 세균의 뭉치 일부가 뇌동맥에 유입되는 경우도 있다. 이 밖에 골절 외상 등으로 혈관이 절단되면 거기서 유입된 공기나 피하지방이 뇌의 동맥에 이를 수도 있다.

  뇌혈전의 증세는 안면 한쪽 손발 마비, 혀의 마비, 실어증, 때로 의식장애가 점점 심하게 되는 수도 있다. 이와 같은 발작은 대부분 수면 중이거나 아침 기상 시에 발생하는 수가 많고 수 시간에서 며칠 또는 1개월을 전후로 시간의 경과에 따라 단계적으로 악화되는 특징이 있는 반면 뇌색전은 상술한 증세와 유사하지만 수 분 만에 갑자기 발병하는 특징이 있으므로 다르다.

# 정신분열증

 정신분열증이란 뇌의 기질적 장애로 인한 의식장애의 징후가 없이 환각, 망상, 자폐, 환시, 환청, 감정 행동 등 인격적 측면에서 특이한 와해를 일으키는 질병이다. 이 병은 주로 15~25세 정도의 나이에 잘 발생하는 질환으로 대개는 인격적으로 이 병에 이환율이 높은 형이 있는 것으로 근래에 알려져 있으나 아직 정설은 아니다. 정신병이 유전이라는 많은 학설과 논란이 있으나 반드시 그렇지만은 않다. 그러나 부모로부터 전해진 소인이 발병과 관련된다는 점은 인식되고 있다.
 이 병에 걸릴 확률은 세계적으로 전 인구의 0.2%에서 1%로 알려지고 있으며 발병 빈도는 1,000명 중 0.43~0.69%로 남자가 15~25세까지로 제일 많이 발병하고 여자는 29~30세 사이에 제일 많이 발병하는 것으로 알려져 있다.
 이 질환이 발병하여 경과하는 과정은 다채로워 모두 열거하기는 어렵지만 일반적인 경우 심한 망상과 환각, 환청과 환시 등 격심한 현상을 보이다가 어느 시기를 경과하면 호전의 상태를 보이다가 다시 격심한 증세를 나타내는 기복이 심한 과정으로 경과한다. 독일의 정신과 의사인 에밀 크레페린은 이 병을 조기 치매, 조발성 치매라 명명하였다. 특히 그는 이 병은 젊었을 때 발병하여 점차 만성화로 진행하여 장차 치매화된다는 뜻을 나타냈다.

정신분열의 특징은 어느 기간 격심한 증세를 보이다가 진정되더라도 점점 정신의 통일성을 상실하여 의견상 멍청하게 되어버리는 것이나 모든 정신분열병이 만성화하여 치매화되는 것은 아니다. 발병한 환자의 전체에서 약 3분의 1에서 4분의 1의 환자들은 초기의 격심한 증세가 진정된 후 아무런 후유증을 남기지 않고 호전한 상태에서 정상적인 사회생활을 영위할 수 있게 된다. 특히 근래에 와서는 갖가지 치료법의 개발로 무려 50% 이상이 정상적으로 사회 복귀할 수 있으며 30% 정도는 약간의 결함 상태에서 사회활동이 가능하며 나머지 20%는 병세 호전이 되지 않는 상태에서 일생을 병자로 지내게 된다. 문제는 이 병의 조기발견이 치료에 중요한 관계가 있으므로 이상한 행동이 어느 때부터 나타났으며 언제부터 이상을 발견했는가에 따라 이 질병의 예후를 예상할 수 있기 때문에 조기발견이 최선이 된다. 우선 발병 시기는 사춘기나 청년기이므로 주로 실직, 파산, 갈등, 이별, 친인척의 사망, 고독, 우울 상태의 환경, 가족의 불화, 충격적인 피해 등을 들 수 있으나 이와 관련 없이도 발병한다. 특히 같은 정신분열병이라 할지라도 여러 가지 병형이 있어 관찰상 필요하므로 병형별로 기술해 보면 다음과 같으나 사실은 이들 병형을 정확하게 분류하기는 매우 어렵다. 이는 최초에 노출된 증세가 다른 증세로 변화하는 수도 없지 않으므로 일정할 수는 없다.

| **파과형**

이 형은 환청과 망상보다 감정적, 정신적 조화가 결여되고 정신적으로 활발성이 둔화되어 교우나 직장 동료들과 유대도 끊어지고 주로 방안에 혼자 있기를 좋아하면서 가족과도 대화가 없는 형으로 모든 대인관계를

기피한다. 사춘기 또 청년기에서 제일 많이 발병하는 경우로 가장 난치성인 질환이다.

### | 망상형

망상과 환청이 유난히 심한 형으로, 비교적 정신 상태는 통일성이 있으나 강한 피해망상으로 가족은 물론 주위 사람에게 이유 없이 공격하는 형이다. 심하면 기물을 들고 공격하는 수도 있으나 약 30세 이후에 발병한다.

### | 긴장형

까닭을 알 수 없는 큰 소리로 혼자 외치며 갑작스럽게 흥분하기도 하고 때로 옷가지를 벗고 달리거나 하며 식사를 거부하고 긴장하여 말을 걸어도 반응이 없으며 굳은 상태로 혼미에 빠져 있다. 그러나 대개는 일시적이며 20~30분에서 정상으로 회복하나 종종 재발하는 특징이 있다. 시기는 대체로 청년기에서 많고 여자보다 남자에게서 많다.

### | 사고장애형

이 환자는 주로 관계망상, 피해망상에 잘 빠지며 자신의 사고와 논리가 유일하다고 규정하며 상대의 의견이나 말을 전혀 고려하지 않는다. 그러나 매사에 사고하는 표현에 일치성이 없고 상대가 말없이 들어주면 조리가 없는 말을 오랫동안 독점하여 외치나 자신의 말의 흐름에 모순을 의식하지 못하고 때로 사고의 흐름이 갑자기 중단할 때에는 환자 측에서 그것을 곧잘 망상적으로 해석하고 자신의 생각을 빼앗겼다고 생각하는 사고탈취로 발병하는 특유한 정신분열형이다. 그러나 초기에 발견하면 잘 낫는 병형이다.

## | 정동장애형

이 병은 일반적으로 감정 표현은 하나 표현하고자 하는 핵심이 흐리며 표현에 대한 두서가 없고 엉뚱한 표현으로 흘러 대화 중 내용이 합당하지 않고 대화에 대한 초점을 상실하나 그 말의 흐름에 따라 계속한다.

초기에는 크게 이상이 없어 보이는 경향이 있으나 수개월 후에는 점점 심해져서 핵심이 없는 말을 하고 의미도 없는 감정표현을 하는데 그제야 가족의 눈에 띄게 된다. 보다 경과하면 매사에 관심이 없어지고 말도 줄고 책임감 등은 전혀 없고 결국은 정신박약에 빠지는 경우로 매우 난치형이다.

## | 혼란형

이 형은 주로 심한 정신 산만으로 안절부절못하는 사고와 정동장애가 겹쳐 혼란을 초래하며 성격 변화로 혼란, 망상, 환각이 나타난다. 특히 사고가 산만하여 자신의 괴이한 철학을 내세우며 상대를 의식하지 않고 혼자만의 이론을 펴기도 한다. 주로 청소년기에 호발하나 조기에 발견하면 약간의 결함상태에서 호전한다.

이상으로 임상적 정신분열병의 유형을 간단히 기술해 보았으나 물론 더 많은 형태의 유형이 있다. 특히 정신분열병은 톤인이 환자라고 의식하지 않고 있는 점이 다른 질환과 특이하게 다른 점이다. 더구나 자신이 정신병에 걸려 있다는 사실은 인정하지 않기 때문에 종 치료도 투약도 거부한다.

그러나 정신분열병은 무엇보다 약물치료가 주체가 되며 병행하여 생활요법, 작업요법, 정신요법과 같은 심리적 치료를 하기도 한다. 약물요법이 등장하기 전에는 전기 쇼크법이나 인슐린 쇼크법을 이용하기도 했으나 근래에 와서는 이들 요법은 거의 시도되지 않고 있다.

약물로서는 페노치아딘 유도체로서 클로르프로마진, 치오리다진, 트리플루오페라진, 프로메타진 등이 있고 티오키산테계 약물 브티로페논계 약물을 비롯하여 무려 35종류가 있는데 이들 약물은 대개 환각, 환청, 환시 등에도 유효하지만 흥분 활동 행동을 억제하는 효과가 있어 주로 큰 수면을 취하게 된다.

약물의 효과는 대단하여 참으로 획기적이라 할 수 있다. 그러나 모든 약물이 원인적으로 치료되는 것은 아니며 발병하지 않도록 계속 억제하면서 정신요법, 생활요법, 심리요법을 병행하게 된다. 약물은 최소 유지량으로 의사의 지시를 받으면서 수년간을 계속해야 한다. 만약 증세 호전이 되었다 하여 임의로 투약을 중지하면 다시 재발하므로 이런 점은 각별히 유의해야 한다. 그러나 약물을 투약하면 코막힘, 침 마름, 전신권태 등 불쾌한 증상이 발생하나 그렇다고 투약하지 않으면 안 되는 질환이고 이와 같은 증상은 투약을 중지하면 정상으로 회복하므로 문제시되는 것은 아니다. 또 이와 같은 약들을 오래 복용하면 손발이 굳어지고 손발이 떨리며 보행도 비틀거릴 수 있으나 이것 역시 완치하여 투약을 중지하면 정상으로 회복한다.

특히 정신분열병의 특징적인 증세 호전에 따라 의사 지시에 의해 학교와 직장도 쉬지 않고 통학, 통근할 수 있다. 그러므로 항상 의사와 모든 것을 상의하여 환자 간호에 너그럽게 대응해야 한다.

# 불면증

　잠을 자야 할 조건임에도 잠이 오지 않아 잠을 이루지 못하는 경우를 일반적으로 불면증이라 한다. 불면증에는 여러 가지 유형이 있으나 제일 흔한 것이 잠을 자고 싶어도 40~50분 이내에는 잠들기가 어려운 경우이고 다음으로 잠들기는 쉬우나 새벽 일찍 깨어난 뒤 한숨도 못 자는 경우가 있다.

　그러나 불면증은 크게 2가지로 분류하면 근심, 걱정, 공포 등으로 잠을 이루지 못하는 경우와 반대로 아무런 이유도 없이 잠이 오지 않는 경우가 있다. 또한 잠은 자되 깊은 잠을 이루지 못하고 자주 깨거나 선잠으로 잠을 잔 것 같지 않아 수면 부족을 느끼는 것도 불면증의 하나이다. 그리고 수면시간이 6시간 미만인 경우를 불면증이라 규정하고 있으나 비록 4시간의 수면이라 할지라도 주관적으로 수면시간이 충분하다고 느끼고 익일의 기분이나 주간 생활에 아무런 영향이 없다면 이를 불면증이라 볼 수 없는 것이다. 그러므로 불면증은 객관적인 경우에 국한하는 것보다 주관적인 경우도 고려되어야 할 것이다.

　불면을 유발하는 원인은 대략 다음과 같다.
- 수면을 방해하는 환경

- 수면을 방해하는 흥분성 약물
- 신체의 질병으로 일어나는 가족 통증
- 고령자
- 근심, 걱정, 불안, 초조 등의 신경증
- 정신병 또는 우울증

등등이 있으나 그중 제일 많은 것이 근심, 걱정, 불안, 초조 등으로 일어나는 신경증의 경우가 제일 많다. 특히 이와 같은 신경증의 지병자는 불면증 때문에 밤이 오는 것에 대한 공포심까지 있게 되는데 이와 같은 공포심으로 수면을 의도적으로 강하게 시도할 때 오히려 불면을 더욱더 초래하게 되는 수도 있다. 이와 같은 형태의 불면증은 대개 성격이 예민하고 매사에 조밀하며, 또 오늘 발생했던 어떤 사건을 분석하고 그 결과 불길한 쪽으로 생각하는 성격이 제일 많은데 그 결과 그 문제로 스스로 고민하고 걱정하는 과정에서 불면을 초래하게 된다. 이는 60세가 넘은 고령층에 제일 많고 신경증 환자에게서도 많다. 전술한 바와 같이 불면의 기본이 되는 것은 오늘 있었던 어떤 문제나 사건을 잠자리에 누워 회상하고 분석하게 되는데 가급적 이와 같은 생각을 하지 않기 위해서는 가벼운 독서를 하거나 때로 성경이나 불경 같은 것을 읽으며 삶과 죽음에서부터 해탈한 위대한 성현들의 생애의 의미는 우리 인간에게 무엇을 교시하는 것일까 하는 생각을 해보는 것도 수면에 도움이 될 것이다. 어쨌든 불면증은 대부분 심리적인 원인이 바탕이 되어 발생하기 때문에 심리적 요인을 제거하는 방법이 원칙이다. 그러나 이와 같은 방법은 오랜 불면과 투쟁 끝에 이루어지는 결과가 되므로 항불안제의 약물투여 요법이 시도된다.

사실 불면증이란 불면 때문에 불안하게 되고 그 때문에 불면이 일어나는 악순환이 되므로 항불안제의 투약을 하여 불안을 소실시켜 주는 일이 중요한 것이다.

특히 우울증이나 정신병 등으로 발생하는 불면증은 정신과 의사의 진찰을 받아 투약해야 하며 그런 증후가 없을 때는 전술한 항우울제 투약으로도 효과가 있다. 수면제는 특수한 경우만 의사의 지시를 받아 투약해야 한다.

특히 흥분과 불안은 수면에 방해가 되므로 커피, 홍차, 카페인이 함유된 각종 드링크, 소화불량을 일으킬 수 있는 음식이나 이 밖에 포식도 유해하므로 잠자리에는 가급적 소식을 해야 하나 배가 고파도 안 된다.

# 두통

　두통은 두려워할 필요가 없는 경증의 질병과 관련한 일과성인 두통에서부터 중증의 지병에 수반한 반사성으로 일어나는 두통이 있다.
　통증의 전도 과정은 두 개 내외의 통각감수부에 가해진 자극이 뇌간을 거쳐 시상에 이르게 되고 대뇌피질 통각 중추에 도달하면 비로소 동통을 느끼게 된다.
　두통은 대체로 감기나 과음, 수면 부족 등의 원인에 의한 일과성으로 일어나는 특발성인 두통과 중후성 두통을 의미한다. 만성두통에는 근수축성 두통, 편두통, 혈관성 두통, 심인성 두통, 혼합성 두통, 군발성 두통 등 동통의 형태에 따라 명명하며 통용되는 종류가 있고 증후성 두통은 뇌출혈, 지주막하출혈, 뇌종양, 녹내장, 저혈당, 빈혈, 머리 신경통 등이 있다.

## 근수축성 두통

　이 병은 발병 빈도가 높은 두통으로 주로 압박감 즉 머리를 옥죄는 것 같은 두통이 지속적일 때가 많고 어깨 근육이 긴장하여 쑤시는 경우가 보통이고 목의 근육이 당기듯이 아프다.

그러나 이와 같은 증세도 오전보다 오후에는 한층 호전한다.

## 심인성 두통

이 병은 여성에게 많고 약 20대에서 발병하여 일상생활에 두통을 호소한다. 월경기에 더 심한 동통을 호소하며 두통의 형태는 지끈지끈 아프며 일반적으로 편두의 동통이 많아 신경을 쓰거나 가정에 복잡한 문제가 발생하면 머리를 싸매고 눕게 된다. 두통이 심하면 약간의 구역도 수반한다.

## 혼합성 두통

후두부 후경부에 지속적으로 띵하고 때로 지끈지끈 아프며 대개는 박동성으로 편두통의 동통이 많다.

## 군발성 두통

두통은 이 병의 수반증이지만 대개는 두통에 이어 안면홍조, 안구결막의 출혈, 눈물이 나고 콧물, 재채기, 비폐 등이 일어나는 수도 있고 두통은 주로 야간에 많아 수면 중에 깨는 수도 있다. 보통은 심한 코감기와 유사하지만 방치하면 몇 개월간 낫지 않고 지속하는 수도 있다.

그러나 일반 코감기약과 두통약을 투약하면 잘 낫는다.

## 혈관성 두통

여성에게 많은 두통으로 뇌혈관의 확장에 의해 일어나는 증상으로 두통은 발작적이다. 두통 발작은 빈번하게 일어나며 동통은 주로 편두통으로 격심한다. 이 밖에 전술한 중후성 두통으로 중증의 질환과 관련한 두통도 많으므로 각종 증상을 참고하여 병원의 확진을 받아야 한다.

### | 뇌출혈로 일어나는 두통

출혈된 부위에 따라 약간 다르지만 발병하면 두통과 더불어 구토, 현기 등이 따를 때도 있다. 두통은 급격히 시작되고 의식은 점차 흐려지는 수가 많고 증세를 전후로 하여 반신불수, 언어장애 등의 중경의 증세가 나타난다. 곧 신경내과나 신경외과의 치료를 받도록 해야 한다.

### | 지주막하 출혈로 인한 두통

갑자기 격심한 두통이 일어나고 구토도 같이 따른다.

두통은 경증의 경우 수일, 중증의 경우는 수 주간 지속하며 출혈 형태에 따라 다소 다르나 출혈량이 적은 경증은 스스로 호전되는 수도 있다. 그러나 출혈량이 많은 중증은 혼수상태에서 사망하는 수도 있다. 주 증상은 격심한 두통, 구토, 경련, 의식장애 등이며 드물게 수족의 마비도 나타나지만 대개는 경증의 마비이다.

중증 환자가 오랫동안 시간이 경과하면 경부경직으로 목덜미가 뻣뻣해져서 몸을 앞으로 굽힐 수 없게 되는데 치료를 받은 후 병의 호전에 따라 이와 같은 증상도 같이 호전된다. 특히 신경내과나 신경외과로 이송해야 한다.

### | 수막염 뇌농양 뇌염으로 인한 두통

주로 발열로 인한 몸살과 유사한 증세에 이어 유난히 격심한 두통이 일어난다. 구토, 의식 저하, 경련 등이 수반하는 수도 있다. 신경내과나 신경외과의 진단 후 치료를 받으면 잘 낫는 병이다.

## | 뇌종양으로 인한 두통

경미한 두통으로 시작하여 날이 갈수록 격심한 두통이 시작된다. 이는 종양이 점점 비대해짐에 따라 뇌압도 같이 높아지기 때문이다. 특히 뇌압이 높은 상태이기 때문에 힘을 쓰거나 기침이나 재채기할 때 더욱 심한 두통이 일어나고 복시나 시력도 저하하는 수도 있다.

때로 발작, 경증의 수족 마비도 수반하는 수 있다.

## | 측두 동맥염으로 인한 두통

주로 노년층에 많은 두통으로 혈관염이 원인이 된다. 대개는 약간의 발열을 수반하고 특히 전신권태가 따른다. 대개 지끈지끈한 박동성인 두통이지만 때로 머리가 쪼개지는 듯이 아프다. 치료는 순환기내과에서 받는다.

이 밖에 많은 질환에 의해 일어나는 두통이 있으므로 두통이 장기화하면 원인을 규명하여 치료를 해야 한다. 과거에는 알 수 없었던 원인이 오늘날 의학의 발달에 의해 많은 원인을 알아내고 있으므로 신경내과나 신경외과 진단을 받고 치료하면 두통에서 벗어날 수 있다.

# 현기증

　현기증이란 평형감각을 담당하고 있는 내이의 전정신경계의 장애를 받기 때문에 일어나는 질환이다. 급격하게 이명과 난청을 수반한 발작으로 신체의 위치각 운동각의 이상이라고도 하며, 이 이상 감각은 청각과 평형감각을 담당하고 있는 내이의 장애로 발증하는데 현기증에는 회전성 현기증을 '베티고'라고 하며 비회전 현기증을 '디지니스'라고 한다. 회전성 현기증은 사물이 환자를 중심으로 회전하며 그 회전 형태는 상하좌우 등 일정하지 않다. 현기증 특성은 크게 2가지로 분류하지만 회전성 현기증이 약 60% 이상으로 많고 비회전성 현기증이 약 40%로 낮다.

　중증의 현기증 발작은 말초 전정성 내이성인 것이 많고 더러 뇌간 소뇌 영역의 병변으로 일어난 중추성 장애와 혈관장애, 혈액질환, 자율신경 내분비 이상 등 전신성 질환에 기인한 현훈도 포함된다.

　현기증의 발증은 대개 몇십 분에서 수 시간 발증하며 호전되어 수일에서 증장이 소실된다. 그러나 반복적으로 발증하는 경우는 메니엘병으로, 내이에 병변이 발생하여 현기증, 이명, 난청이 일어나는 것으로써 최초로 보고한 프랑스 의사의 이름을 병명화한 것으로 현기증 발작은 단 한 번의 발작에서 수회 반복적으로 발작하는 경우와 재발 발작 기간도 다채로워 몇 시간에서 며칠 후의 발작과 수개월에서 수년 후에 발작하는 경우 등 병에 따라 다르다.

발작의 증상이 소실된 상태에서도 내이의 병변은 완전히 소실된 것은 아니며 내이에 약간의 장애가 남아 있는 상태가 대부분이다.

그러나 현기증을 반복 또는 일정하게 나타나는 것과 점점 악화하는 것 등 가지각색이므로 각각 다른 질환으로도 생각해야 할 때도 있다.

만약 실신 등의 의식장애와 수족의 마비·경련 등의 중추신경계 장애가 보이면 뇌졸중 등의 위험성이 있으므로 곧 병원의 진찰을 받아야 한다.

### 증세

주로 현기 또는 회전성 현기, 이명 난청을 수반한다.
현기증은 신체의 위치각, 운동각의 이상으로 보행 지장 등이 일어난다.

### 진찰

진찰은 주로 문진으로 이루어지며 기타 뇌의 기질적 질환을 알기 위해서는 의심이 가면 CT도 검사한다.

### 치료

치료는 주로 약물치료가 주가 되며 대표적인 약제는 염산 디페니돌을 쓴다. 이 밖에 벤조디아제폭사이드제제나 종합 비타민제나 때로 크로르페니라민마레이트도 쓰인다.

# 뇌전증

뇌 조직의 기질적 병변이나 기능적 장애로 갑자기 발작하여 의식상실, 경련, 정신 및 감각장애를 일으키는 질환이다.

뇌전증의 임상적 유형으로는 대발작, 소발작, 정신운동 발작, 지각성 부분발작, 운동성 부분발작, 영아 경축, 초점 발작 등으로 통용되고 있으나 이 밖에도 많은 유형이 있다.

뇌전증은 본태성 뇌전증과 기질성 뇌전증으로 대별하는데 본태성 뇌전증은 뇌에 어떤 증후가 없는데도 발작하는 경우를 말하며 기질성 뇌전증은 뇌에 분명한 증후가 있어 발작을 일으키는 경우를 말한다. 종전에는 본태성 뇌전증은 유전하는 것으로 인식하는 경우가 많았으나 사실은 그 소인이 유전되는 것으로 보는 견해가 지배적이다.

기질성 뇌전증은 두부외상, 특히 출산 시 뇌손상, 뇌종양, 뇌출혈, 지주막하출혈, 감염, 자간증 등이 원인이 되어 발병한다. 뇌전증의 발병률은 전인구의 약 1%에 해당하는 질환으로 종전의 불치병이라는 인식과는 달리 근래에 와서는 뇌파검사나 신경학적 검사를 비롯하여 오늘날 우수한 약물 개발로 무려 80%에 해당하는 환자가 완치되고 있다.

뇌전증은 뇌의 기질적 또는 기능성으로 발증하지만. 단시간 내에 원상으로 회복하는 질환으로 병변을 일으킨 뇌의 부위에 따라 나타나는 발작 형태도 다양하게 나타난다. 그러나 어떤 경우든 발작 그 자체는 억제되어야 하며 만약 발작이 억제되지 않을 때는 투약으로만은 불가능한 이면성이 있기 때문이다. 대부분은 투약 2~3일에서 발작이 멈추고 정상적인 생활을 하게 되지만 만약 발작을 되풀이하도록 방치하여 오랜 기간 반복적으로 발작할 경우 뇌의 장애로 지능저하가 일어난다.

특히 하루의 발작 횟수가 많은 대발작의 경우 반복 발작을 방치하면 호흡곤란과 저산소증으로 사망하는 수도 있다. 또한 반복 발작의 횟수가 많으면 많을수록 완치율이 낮고 장차 치료에 의해 병세가 완치되었다 하더라도 지능저하로 정상인과 같은 생활을 영위하기 어려운 경우가 있으므로 뇌전증 발작으로 인증되면 조속히 신경과나 정신과 전문의 진찰을 받도록 해야 한다.

## 뇌전증 발작의 증세와 임상적 유형

### | 대발작

갑자기 의식을 잃고 소리를 지르며 쓰러져 강직성 경련과 간대성 경련이 일어난다. 약 2~5분 정도 지속하는 발작으로 호흡곤란과 청색증을 보일 때도 있고 타액 분비가 많아져서 입에서 거품이 같이 나온다.

입을 다물고 이를 가는 경우도 있는데 때로 혀를 물리는 수도 있고 요실금을 보인다. 발작 후 대부분은 혼수상태에서 1~3시간까지 깊은 수면에 빠졌다가 몽롱한 상태에서 정상으로 회복하는 경우가 많으나 드물게 수면에 빠지지 않고 곧 회복하여 정상 활동을 하는 수도 있는데 이는 발작의 정도가 가벼울 때 더러 있다.

## | 소발작

수 초 동안 하던 모든 일은 중단되고 눈의 초점이 흐려지며 어느 한 곳을 뚫어지게 바라본다. 때로는 입술을 빨거나, 들고 있던 기물을 그 자리에 놓아버린다. 발작은 대부분 수 초에서 수 분 내에 끝나고 하던 일을 계속하지만 발작 중의 자신의 행동은 전혀 기억하지 못한다. 발작은 하루에도 수 회 일어나고 많은 것은 수십 회 발작하기도 한다. 이 발작은 어린이에게 많이 발병하여 성인에게 발병하는 경우는 거의 없다. 보통은 4~8세에 제일 많이 발병하여 약 10~15세 이내에 낫는다. 그러나 발작을 조절하지 않고 방치하면 뇌 기능 손상이 온다.

## | 정신 운동성 발작

특별한 전구 증상 없이 갑자기 의식이 흐려지면서 목적 없이 바쁘게 도주하는 행동을 하고 옷 단추를 끼웠다 벗겼다 하며 옷가지를 찢거나 입술을 빨거나 씹는 등 매우 다양한 행동을 보이는 증상이다. 그러나 발작이 중지된 후 본인의 행동을 전혀 기억하지 못한다. 갑자기 도주하는 행동은 공포, 환각, 환시에 의해 일어나는 것으로 알려져 있다. 발작 시간은 수초에서 수분의 경우가 많지만 어떤 것은 약 1시간이나 계속되는 것도 있다.

발병은 주로 청소년이나 어른에게 많고 소아에게는 거의 없다.

## | 운동성 부분발작

대뇌피질 운동 중추의 병변으로 발병하는 뇌전증으로 지배영역의 신체 일부에 심한 경련이 일어나며 이를 방치하면 증세가 점점 악화하여 전신에도 경련이 일어나고 의식장애도 동반한다. 또한 경련 부위에 수 시간의 마비를 일으킬 때도 있다. 그러나 이 마비는 늦어도 수일 이내에 스스로 호전된다.

### | 지각성 부분발작

신체 일부에 격렬하게 쩌릿쩌릿하거나 따끔따끔하고 화끈거리는 증세가 수 초 또는 수 분 동안 지속하다가 사라지는 경우로 원인은 대뇌피질 중추의 병변에 의해 그에 해당한 영역에 지각 장애를 초래하는 질환이다. 그러나 의식장애나 정신의 변화는 없다.

### | 영아 경축

뇌의 각종 질환으로 발병하는 질환이다. 갑자기 사지와 전신이 수축하고 의식 혼탁이 일어나며 창백, 호흡곤란, 발한 등의 발작을 보인 후 수 초 내에 사라진다. 주로 3개월~2세의 소아에게 발병하는데 하루에도 수 회 또는 수십 회 반복 발작을 하는데 방치하면 저능아가 되고 장차 부분발작이나 대발작으로 더 악화하기도 한다. 그러나 조기에 발견하여 치료하면 잘 낫는 병이다.

## 치료

뇌전증의 치료는 약물요법이 주체가 되지만 많은 항전간제가 있으므로 그 병에 해당한 약제를 반드시 전문의의 지시에 따라 치료하면 약 80%의 환자의 발작을 억제할 수 있다.

그러나 투약에 의해 발작이 중지되었다 하여 병이 완치된 것이 아니므로 의사와 상의해야 한다. 일반적으로 3~5년간의 투약에서 완치하는 경우가 없지 않으나 그 후에도 유지량으로 계속 투약하는 것이 바람직하다. 만약 재발할 경우에는 약물의 유지량으로 발작을 억제할 수 없기 때문에 다시 약물의 억제량이 한동안 시도된다. 항전간제는 장기간 복용해도 중독이나 습관성이 없기 때문에 안심할 수 있으나 억제량에서는 더러 수기,

현기, 현훈 등이 나타난다. 그러므로 이와 같은 약을 장기간 복용할 때는 주치의가 판단하여 3~6개월 간격으로 한 번씩 혈액검사나 간기능, 신기능 검사를 하기도 하는데 이 검사에 응해야 한다. 뇌전증은 발작이 억제되면 사실상의 생활에 큰 지장은 없으나 대발작이나 기타 의식을 잃을 수 있는 발작은 위험한 높은 곳이나 자동차 운전을 피하는 것이 좋다.

이 밖에 음주, 육체 피로, 정신적 과로, 과량의 커피, 수면 부족, 소화불량 등은 매우 유해하므로 주의해야 한다. 특히 음주는 발작을 조장하는 것으로 알려져 있다.

# 노인성 치매

　노화의 과정에 의해 뇌의 퇴행성 변화에 따라 일어나는 노인성 정신장애의 하나. 이 병은 대개 65~70세의 노년기에서 주로 나타나므로 이를 노인성 치매라 한다. 이 질환도 여러 가지 병형이 있어 그 병태도 약간은 다르게 나타나는 수가 있으므로 기술하면 다음과 같다.

- 단일 치매
- 단순 치매
- 섬망 치매
- 망상 치매

등으로 분류하여 관찰하기도 하나 큰 의미는 없다.

　노인성 치매란 어느 날 갑자기 병적으로 치매가 나타나는 것이 아니라 오랜 세월의 경과에 따라 서서히 진행하는 질환으로 초기에 기억력의 저하, 지능 저하 등을 보이다가 장차 방향 감각 장애를 일으켜 돌아온 자신의 집에서 자기 집으로 가야 한다는 주장을 하거나 가족의 얼굴을 식별할 수 없는 경우도 종종 나타난다.

　보다 병이 진행되면 때와 장소를 가리지 않고 방뇨하는 등 도덕적 관념의 결손이 일어난다. 의식도 희미해져서 헛소리를 하며 매우 설치는 현상으로 나타난다. 보다 심한 증세의 악화에 따라 언어장애가 되는 수도 있으나 이런 경우는 대개 수년 후 사망하지만 초기에서 말기까지는 병의 진행의 형태에 따라 10년을 전후로 장수하는 수도 있다.

아직까지 치료제는 개발되지 않고 있으나 뇌 부활제나 각종 영양제는 다소 유효한 것으로 선진국의 복지가 잘된 나라에서는 이용되고 있다. 그러나 질병 그 자체를 치료할 수 있거나 병의 진행을 억제하는 효과는 기대하기 어렵다. 때로 환자는 본인이 의식하지 못하면서도 가족의 기분을 매우 상하게 하는 건강했을 때와 같은 말을 할 때가 있어 가족을 어색하게 할 때도 있는데 이와 같은 언동에 갈등은 없어야 할 것이다.

이는 환자가 의식하고 하는 언동이 아니라 병 그 자체가 그런 것이므로 이해되어야 할 것이다. 나이가 들어 늙으면 누구나 장담할 수 없는 질환이므로 사랑으로 간호에 최선을 다하는 덕성은 오늘날 우리 모두의 일이기도 한 것이다.

## 증세

주로 분별력이 없으며 때로 지남력도 없다. 종종 목적 없이 아무 데나 가는 행동을 하며 귀갓길을 망각하는 수도 있다. 사물에 대한 분별력이 없어 일상생활에 쓰이는 어떠한 물건에도 그 물건의 용도를 모르고 헤매는 수도 있다. 계단을 올라가다가 잠시 시간이 흘러 정지한 상태에서 자신이 오르고 있는지 내려가고 있는지를 모르는 수도 있다. 건망증도 심하여 금방 놓은 물건을 못 찾기도 한다. 약간의 착란이 있을 때는 흥분하기도 한다.

## 생활과 주의

- 환자의 목에 주소와 이름표, 전화번호를 기재하여 둘 것
- 인근 사람에게 노인이 치매 환자라는 것을 알려 협조를 요청할 것
- 가족은 환자가 집 밖으로 나가는지 인근을 맴도는지를 주의 깊게 감시할 것
- 보다 먼 거리를 갔을 때는 귀가 조처할 것

# 파킨슨병

　진전, 근경직, 무동증, 자세 반사의 소실 등의 증세로 주로 중년 이후에 발증하여 서서히 진행하는 질환이다. 중뇌의 흑질의 변성으로 도파민 부족에 의해 발병하는데 발병 빈도는 인구 10만 명 중 50명이나 된다고 하며 근본 원인은 아직 알려져 있지 않다. 발병 초기에는 한쪽 손이 약간 떨려서 주로 젓가락으로 반찬을 집을 수 없는 정도의 증세로 몇 년 안에 다른 한쪽 손, 입, 혀, 목에도 진전된다. 즉 떨림이 시작한다. 다음으로 무동증이 나타나고 보행 장애 순발력 결손도 동시에 나타난다. 보행에 있어서도 그 자세는 앞으로 허리와 무릎을 구부려 구부정한 자세가 극히 특이하고 보폭도 극도로 좁아져서 자박자박 걸으며 보행하다 발이 살짝 무엇에 스치게 되면 곧잘 넘어진다. 발성도 장애를 받아 목소리는 낮고 표정은 없는데 이는 목과 안면의 근육이 굳어진 까닭이다.

　또 기립성 저혈압, 발한, 부종, 심한 변비, 우울, 경미한 치매 등 정신상태도 보인다. 똑바로 누인 환자의 머리를 들어 올렸다가 갑자기 손을 떼어 보면 머리의 작하 속도가 정상인보다 느리다. 이와 같은 검사를 두부낙하시험이라 하여 아직도 진찰에 이용되기도 한다. 그러나 이와 같은 머리 낙하 속도가 느린 것은 경근의 경직에 의한 것이다.

이 병은 완치할 수는 없으나 도파민을 투약하면 병세는 상당히 호전한다. 그러나 이 약 투여로 사람에 따라 식욕부진, 구역, 구토, 기립성 저혈압, 맥이 고르지 못함 등의 부작용이 일어나는 수도 있다. 단 도파민 자체는 혈액 내 관문을 통과하지 않으므로 L 도파가 사용된다.

또 항코린제인 트리헥시페닐도 사용되나 이 약 역시 입이 마르는 부작용과 변비를 일으키는 부작용이 있어 이 병에 나타나는 변비를 보다 악화시키는 결점이 있어 경우에 따라 완화제제도 동원되는 어려움이 있다. 이 병은 영국의 파킨슨이라는 의사가 보고한 사실에서 그 이름을 병명에 인용하게 되었다.

그런데 특발성 파킨슨병 이외에도 그와 유사한 증세를 나타내는 속발성인 것도 있는데 이는 뇌혈관 장애, 기면성 뇌염, 일산화탄소, 망간 중독 특히 페노치아친이나 종전의 혈압 하강제인 레세르핀 등의 약제 투여에 의해 유사한 증상을 나타내는 경우도 있으나 병리학적 소견으로 전혀 다르지만 이것을 묶어 파킨슨 증후군이라 한다.

# 심신증

　심리적 원인에 의하여 사실상의 질병이 신체에 발생하는 것을 심신증이라 한다. 주로 사업으로 인한 고통이나 괴로움 가정의 갈등과 고민 등 감당할 수 없는 각종의 정신적 고통과 고민 괴로움이 지속적으로 장기간 계속할 때 일반적으로 고혈압이나 십이지장궤양 등이 일어나는 경우가 많은데 이와 같은 원인이 심인에 기인하여 발병하므로 이를 심신증 또는 정신 신체 질환이라 한다.
　심신증은 심리적 원인에 의해 발병하므로 신경증의 일종이라고 할 수 있다. 그러나 신경증과 같이 불안·초조, 긴장 불면증 등은 주로 나타나지 않고 오직 신체 증후로써 그 신체 증후의 영역도 주로 자율신경에 지배를 받고 있는 소화기로서 위, 내장, 심장혈관 등의 순환기, 기관지와 폐 등의 호흡기, 내분비계의 당뇨병, 비만증, 갑상선 기능 항진증 신경계에서 신경통, 근육 긴장성 두통, 현기증 비뇨기에서 월경 곤란증, 남자의 경우 발기불능 근골격계에서 류머티즘성 관절염, 관절통, 요통 피부과 영역의 피부염, 피부소양증, 알레르기성 피부염, 원형 탈모증, 다한증 이비인후과 영역의 알레르기성 비염, 만성 부비강염, 메니엘씨 증후군 안과 영역의 녹내장, 안검경련 소아과영역에서 야뇨증, 소아천식 등 다채로운 각종 신체 증상을 나타내는 질환이다.

  그리고 신경증은 반드시 불안, 초조, 흥분, 긴장, 툴면 등의 정신증세를 수반하나 심신증은 정신증세가 뚜렷하게 나타나지 않는 점이 다른 점이다. 더욱이 표면적으로 일반적인 신체 질병을 진단하는 내과나 외과의 질병과 구별하기에 대단히 어려운 질병이기도 하다. 그러므로 주로 문진 즉 여러 가지의 발병 과정과 심리적인 경향이 짙은 경우에만 인증되는 경우에 한하여 심신증이라는 점을 포착하게 된다. 그러므로 전술한 각종 증상이라 할지라도 심리적인 것과 무관한 원인으로 나타나는 경우에는 심신증이라 볼 수는 없다.

  심신증의 치료는 정신적 심리적 환경적 배경을 방치하고 일시적인 치료를 했다 하더라도 항상 재발할 수 있는데 그는 발병원이 되는 근본이 제거되지 않기 때문이다.

  투약은 필수적이지만 근본 치료는 심신의 안정고 현실에서 초월한 정신 수양의 어떤 차원의 경지에 이르도록 매사에 마음을 비우고 덕성과 관용의 평화를 구축하려는 마음가짐이 요구되는 질환이다.

# 신경증

　신경증이란 신체에 기질적인 병변이 없으면서 심인성에 의해 각종 증상을 호소하는 신경계 질환의 하나이다. 신경증의 발병은 대부분 성격적인 요인에 의하여 발병하는 예가 많으며 어떤 충격, 근심·걱정, 실패, 좌절, 친인척의 사망 등 대부분 소심하고 분석적이며 내향적이고 어떤 사건에 직면해도 잘 망각되지 아니하고 끈질기게 그것을 연상하는 형에게서 잘 걸린다. 이와 같은 경우 성격적인 요인이 작용하여 사소한 사건에도 민감한 반응을 보이는데 이 사건을 비약하여 사고하고 최악의 경우를 연상하여 스스로 근심·걱정을 하게 되는데 이것이 지속적일 때 신경증이 된다. 그러나 반대로 어떤 사람은 같은 사건에도 오히려 결과를 낙관적으로 해석하고 곧 망각해 버리는 경우를 볼 수 있는데 이런 사람은 특별한 경우 외에는 잘 이환되지 않는다. 그러나 사건이나 충격의 정도가 한계를 넘어서는 경우 누구나 신경증에 이환되지만 대범한 사람은 경증의 신경증을 보인다. 반면 내향적인 성격과 비사교적이고 사색적이며 공상에 잘 빠지는 사람은 중증의 신경증으로 이환된다. 그러므로 신경증 환장 중 대부분이 성격적인 요인에 의하여 발생한다고 한다.
　신경증의 형태는 충격 사건 환경에 따라 그 형태와 증상도 달라진다.

세계보건기구(WHO)에서 정한 신경증의 병태 분류를 보면 다음과 같다.

불안신경증, 히스테리, 공포증, 강박신경증, 억울신경증, 신경쇠약, 격리신경증, 심기증 등 8가지로 분류하고 있으나 임상적으로는 더 많은 형태의 신경증을 볼 수 있다.

이와 같은 신경증은 불안, 초조, 긴장, 심계항진, 두통, 신경질, 안면홍조, 안면 열감, 대인관계의 기피, 식도 이물감, 기억력 감퇴, 우울, 식욕부진, 소화불량 나가서는 변비, 설사 권태, 의욕상실, 빈뇨 등 각 과 영역에 각종 증상을 유발하기도 한다.

그러나 비록 신경증에 이환되었다 하더라도 대범한 사람은 완치율이 높은 반면 소심하고 내향적인 사람은 완치율이 낮은 편이다. 그러므로 신경증에 이환된 사람은 그 이환된 사건과 환경 등 원인이 무엇인가를 알아내어 원인 제거를 해야 하며 환경개선을 해야 한다. 흔히 신경증 환자 중 안절부절못하는 경우와 심한 불안, 불면 등으로 스스로 이러다가 정신분열증 즉, 미치는 것이 아닌가 하고 생각하는 경우도 없지 않으나 원칙적으로 신경증이 아무리 심하게 발전하더라도 정신분열증에 이환하지는 않는다.

그러나 신경증을 치료하지 않고 방치하면 더 많은 각종 영역의 제 증상이 나타나는 경우가 없지 않으므로 투약을 해야 하며 무엇보다도 원인 제거와 가족적 분위기로 일익을 담당한다는 점을 고려하여 항상 보다 불행한 예를 비유하고 같이 어울려 혼자 고민하고 걱정하는 일이 없도록 협조해야 한다.

# 우울증

　까닭 없이 침울한 기분으로 매사를 비관적으로 의식하는 질환이다. 정상 건강인이 볼 때 아무렇지 않은 사소한 문제도 자신의 마음을 비관적으로 의식하여 스스로 불안해하고 견딜 수 없는 상태의 마음으로 앞날을 불길하게 해석하는 질환이다. 보통 사람에게도 우울감이 때때로 있을 수 있지만 길어도 수일 내에 소실되는 것이 보통이나 우울증은 6개월 정도 지속하다가 스스로 좋아지는 상태를 되풀이한다.
　이와 같은 우울감의 원인이 진찰상 뚜렷이 밝혀지는 경우도 있지만 그렇지 않고 분명한 심리적 원인이 불분명할 때도 있는데 이를 내인성 우울증이라고 하고, 심리적 원인과 관련이 큰 것은 신경증에 의한 우울 상태로 신경성 우울증이라 한다. 그러나 전문의도 이 양자를 확실히 구별하기가 어려울 때가 많다. 하지만 환자 치료에 있어서는 전술한 뚜렷한 심리적 배경이 관여한 것과 그렇지 않은 경우를 참작하여 투약하게 되는데 약물도 그 원인에 따라 상당히 달라진다.
　일반적으로 우울감은 오전 중에 심하다가 저녁 무렵에는 상당히 호전되는데 이와 같은 현상이 우울증의 특징 중 하나이지만 특유한 현상은 사소한 실패나 직장 및 가정에 잘못된 모든 것을 자신의 잘못으로 돌리고 자신에게 책임이 있다고 생각하며 매사를 자신 때문에 발생한 것으로 죄송하게 생각하며 자신의 탓으로 돌리는 특징이 있다. 만약 주위 사람들이 그렇지 않다고 아무리 설득해도 마음에 변화는 일어나지 않고 죄악감이나 죄책감으로 자살을 시도하는 수도 있다. 오히려 우울감이 심할 때는 자살하는 예가 없으나 병이 다소 좋아지는 듯한 경우에는 자살을 시도하는 예가 없으므로 환자를 격려하면 더 강한 죄책감을 느끼는 수가 있다. 그러므로 병의 호전이라 생각하기보다 조속한 치료를 해야 한다.

만약 치료하지 않고 방치하면 비록 자살은 하지 않더라도 심한 우울감으로 말이 적어지고 가족의 물음에도 응답이 없거나 작은 목소리로 겨우 대답하며 때로 대답이 없어진다. 또 전연 동작이 없고 응답도 없는 상태가 되는 수도 있는데 이런 상태를 우울증성 혼미라 한다.

이 밖에 불안감과는 관련 없이 아무 잘못도 과오가 없는데도 불구하고 각종 망상에 빠지기도 한다. 그러나 치료하여 병이 호전하면 망상도 같이 호전한다. 치료는 약물요법이 최상이며 우울 상태를 해소시키는 항우울제가 투여된다. 이 약을 투여하고 약 1주일 정도에서 우울감은 한층 호전한다.

그러나 1년 이상 수년간의 투약을 해야 할 때도 많으며 병이 다소 호전되었다 하여 투약을 중지하면 재발할 수 있으므로 의사의 지시에 따라야 한다. 항우울제로서는 아미트리피트린 이미프라민 등 삼환계 항우울제가 주로 쓰이나 이 밖에 신약도 상당수 있다. 투약 방법은 억제량과 유지량이 있는데 처음에는 억제량을 쓰고 증세 호전에 따라 유지량을 쓴다. 종전에는 전기쇼크 요법도 행해졌으나 좋은 약제의 개발로 현재에는 거의 사용하지 않고 있는 실정이다.

# 조울증

　조울증이란 한동안 극히 고조된 기분을 나타내다가 반대로 우울한 기분을 나타내는 내인성 정신병의 하나라 한다. 그러나 정신분열병은 정상적인 정신 상태로 자연히 회복하는 것은 한정되어 있으나 반면 조울증은 병상기가 지나면 완전히 정상적인 정신 상태로 회복하는 특징이 있다.
　독일의 정신과 의사인 크레페린은 고양감을 나타내는 조 상태와 감정의 저하를 보이는 우울 상태를 모두 포함하여 조울증으로 정의했다. 또 종래의 조울증에 단극성 우울증과 양극성 우울증의 종류가 있음을 시사했다.
　주기적으로 우울증만 나타내는 경우를 단극성 우울증이라 하며 주기적으로 우울증과 조증이 교대로 나타내는 경우를 양극성 우울증이라 했다. 발병 빈도는 단극성 우울증이 압도적으로 많아 약 70%나 되고 양극성 우울증의 발병 빈도는 25%이고 조증만을 나타내는 형은 불과 5%로 되어 있다.
　단극성 우울증이나 양극성 우울증 모두 병 그 자체가 유전하는 것은 아니다. 일반인이 이 질환에 이환할 수 있는 비율은 0.44%밖에 안 되나 부모 중 어느 한쪽이 발병한 경우 그 아들에게 발병할 위험률은 무려 24.4%나 된다는 점을 고려할 때 전술한 유전적 소인이 발병과 관계가 있다는 것은 확실한 것이다. 그러나 유전적 소인이 있다고 하여 반드시 발병하는 것은 아니며 그 사람의 유전적 소인과 생활환경이 발병과 관계가 있다는 것이다.

특히 체형이 비만한 사람으로, 활발해지거나 침울해지는 순환기질의 성격적인 사람에게 양극성 우울증이 잘 이환된다는 것이다. 반면 성격이 꼼꼼하고 책임감이 강하고 주어진 일에 집착하고 고지식하며 매사에 철저하고 농담이 없는 비교적 내성적인 사람으로 소인이 있을 때 단극성 우울증에 이환율이 높다는 것이다. 그러나 최근 뇌세포에 작용하는 아민이 뇌 내의 대사 이상에 원인이라는 설도 있으나 아직 확실한 것은 아니다.

# 두부외상

외력 또는 빙판, 산악 낙하 등에 의하여 발생한 두부외상을 총칭한다. 두피, 두개, 뇌의 손상을 포함하여 갖가지 병태가 일어나는데 이 병태는 외상의 정도, 시간의 흐름에 따라 여러 가지로 변화하여 ENQ 외상의 분류는 개방성 두부외상과 폐쇄성 두부외상 2가지로 분류한다.

개방성 두부외상은 손상의 깊이 두개연부, 개방성 손상, 개방성 골절에 의한 두개 내 출혈, 개방성 뇌자창 등이 있는데 이 중 급만성 경막하 혈종은 두개 내 출혈에 기인한다. 이 밖에 급성 뇌내혈종이나 합병혈종도 여기에 해당한다. 이와 같은 두개 내 출혈로 경막하 혈종, 뇌내혈종, 합병혈종은 두통, 구역, 구토, 현훈, 현기 발작, 사지마비감 등의 증상은 시간의 경과에 따라 어느 날 갑자기 사망하는 수가 있으며 응급을 요하는 전구증상이므로 신경외과가 있는 종합병원으로 이송해야 한다.

특히 두부에 상처가 없고 폐쇄성 두부외상은 상처가 심한 개방성 출혈에 비하여 소홀하게 인식하기 쉬우나 오히려 무서운 이면성을 내포하고 있기도 하다.

두부외상 후 짧은 동안 구역을 비롯한 의식 장애가 있었으나 곧 의식을 회복하고 장시간의 구역이 없을 때에는 일반적으로 우려할 만한 대상은 아니지만 장시간의 구역이 있을 때는 만성 뇌내혈종이 합병혈종 등의 우려가 되므로 CT 촬영을 해보는 것을 원칙으로 한다.

특히 가벼운 두부외상으로 간단한 투약 치료를 한 후 수 주 또는 수개월을 경과 후 어느 날 구역·구토를 수반한 경련 또는 수족 마비 등의 증세가 발생할 때는 과거 두부외상에 의한 뇌 내 또는 경막하에 서서히 만성혈종이 발생하여 커진 결과일 수 있으므로 곧 종합병원의 진찰을 요하는 것이 좋다.

특히 두부외상 후 안면마비를 일으키는 경우도 있는데 이런 경우 안면마비만을 치료하기 위하여 침을 맞거나 한약을 먹는 일이 있는데 만약 만성 경막하 혈종이 원인일 때에는 구역, 구토, 경련, 수족마비 등을 고려 참작하여야 한다. 한의학에서는 흔히 이를 풍기 등으로 간주하여 투약하는 경우가 없지 않으므로 각별한 유의를 해야 한다.

이 밖에도 두부외상과 무관한 내용이라 할지라도 40대 이상의 사람으로서 두통, 구역, 구토, 현기, 현훈, 경미한 의식장애, 수족 마비감은 과거 두부외상의 기왕력이 없다 하더라도 무서운 질환의 이면성 특히 뇌성질환의 현상일 수 있으므로 종합병원에 의뢰해야 한다. 그러나 전일 과음하여 익일 아침 구역, 구토, 두통, 현기 등은 흔히 볼 수 있으므로 크게 두려운 현상은 아니다. 그러나 그와 같은 현상이 수일을 거쳐 호전하지 않는 경우는 내과적인 진찰을 받아볼 필요가 있다.

# 외상성 뇌전증

외상성 뇌전증은 외상성 전간이라고도 한다. 주로 뇌진탕 등으로 뇌의 손상에 기인하여 발생하는 뇌전증의 하나로 뇌손상의 정도와 그 부위에 따라 발병하는 비율도 다르다. 이 질환도 뇌내혈종에서 많이 발생하지만 경도의 두부손상에서는 거의 희박할 정도이다.

주로 두개골 함몰 골절에 의해 뇌내혈종에서 주로 발생한다. 뇌전증 발작의 형태는 전신발작인 대발작이 대부분이지만 더러는 뇌손상 부위 위치에 해당한 국소에만 한정하여 경련 발작을 유발하는 수도 있다. 그러나 때때로 대발작으로 변화하는 경우도 없지 않다. 대개는 뇌손상 후 곧 발생하기도 하는데 이는 소아에게 더러 볼 수 있다.

외상성 뇌전증의 약 50%는 대개 1년을 전후하여 발생하고 20%는 4~5년을 전후로 발생한다.

경련 발작은 대개 뇌파검사 소견이 참고가 되는데 이 질환의 뇌파 소견은 주로 이상 뇌파의 소견이 보이는데 그렇다고 뇌전증이라고 단정할 수는 없다.

그러나 겨우 혼자 방바닥에 앉을 무렵 뒤로 넘어져 머리를 바닥에 부딪치는 경우를 흔히 볼 수 있는데 이와 같은 현상이 계속 되풀이되는 것은 바람직하지 않은 것이며 특히 계단에서 굴러떨어지는 경우, 또한 형제끼리 밀어서 딱딱한 바닥에 머리를 심하게 부딪치는 경우 등 유아 시절에 조심할 점이 많다.

그렇다고 모두 뇌손상을 일으키는 것은 아니지만 이와 같은 것들이 계기가 될 수 없는 것은 아니다. 그러나 외상성 뇌전증의 분명한 진단이 내려지면 주로 약물치료만 열심히 계속하면 4~5년에서 완치되는 경우가 많으므로 전문의의 지시에 충실해야 한다.

# 안면신경마비

안면신경마비란 안면신경마비를 유발할 수 있는 부위에 따라 중추성인 것과 말초성인 것으로 분류한다.

중추성인 것은 뇌출혈, 뇌경색, 뇌종양, 뇌부종 등 각종 뇌의 병변에 의해 발병하는 것을 말하며 말초적인 것은 발병 빈도가 높은 것으로 안면신경의 마비가 단독으로 나타난다.

말초성으로 오는 안면신경마비는 주로 류머티즘이나 한랭으로 오는 것이 대부분으로 달리는 차 창 밖으로 안면 한쪽을 노출하여 냉각시키거나 찬 돌베개를 한쪽 볼에 오래 베고 잠을 자므로 한쪽 볼이 냉각되어 발생하기도 하고 이 밖에 감염, 안면외상, 중이염, 내이염 등에서도 발병하며 때로 비타민과 영양부족, 철 결핍 등으로 인한 허약 시 발병하기도 한다.

### 증세

안면 한쪽의 표정이 안 되는데 그 표정이 안 되는 쪽이 마비된 곳이며 한쪽 입안에 음식이 괴이거나 웃거나 울거나 해도 움직이지 않고 무표정인 곳이 마비된 곳이다. 마비된 곳에 침이 흐르기도 하고 휘파람을 불어도 한쪽의 기능 저하로 소리가 나지 않는다. 마비된 한쪽 볼에 감각도 둔하고 웃으면 안면이 비틀어진다.

안검은 마비된 한쪽이 완벽하게 감기지 않고 정상적인 한쪽은 완벽하게 감겨지므로 웃을 때 보면 약간 바보스럽게 보인다. 물을 마시면 표정이 안 되는 마비된 쪽으로 흐르는 수도 있다. 전두근은 비교적 마비되지 않고 주로 안면의 하반에만 마비된다. 미각이나 청각은 비교적 정상이며 근 변성 반응도 나타나지 않는다. 때로 누과마비로 눈물이 많이 날 때도 있다.

## 치료

중추성인 것은 원인치료에 따라 서서히 호전하며 원인의 종류와 중경에 따라 마비의 정도도 다르므로 원인이 중증일 때는 초기에 안면마비가 선행하는 경우도 있고 원 질환이 선행하여 안면마비가 오는 것도 있다.

말초적인 것은 주로 온찜질을 하며 안면을 마사지하며 어떤 것은 2~3일 내로 원상으로 회복하기도 하고 어떤 것은 수 주간 지속하기도 한다.

말초성인 안면마비는 비타민은 물론 충분한 영양식을 하는 것도 좋다. 얼굴이 창백할 때는 철, 단백을 충분히 먹어야 한다

## 생활과 주의

- 중증인 안면마비는 고혈압, 뇌출혈, 뇌경색, 뇌부종, 뇌 외상 등의 뇌성 질환과 관련하여 발병하므로 평소 두통, 두중감, 편두통, 구역, 구토, 현기 등이 있으면 곧 병원의 진찰을 받아야 하며 이와 같은 증상이 없더라도 자기관리를 잘하고 한쪽 볼을 냉각시키지 말 것
- 추운 곳에서 오래 떨고 있지 말 것

- 차창 밖으로 안면을 노출하여 냉각시키지 말 것
- 고른 영양식을 할 것
- 잘 때 딱딱한 베개를 베고 한쪽 안면을 압박하지 않도록 할 것
- 베개를 약간 높게 베고 잘 것
- 마비된 안면을 항상 따뜻하게 하고 1일 수회 내지 20분 이상 마사지를 할 것
- 중추성인 것은 평소 지병에 대한 복약을 시간에 맞추어 할 것
- 마사지 요령은 온찜질이 끝난 후 바셀린을 손에 묻혀 턱에서 귀 쪽으로 치올리는 식으로 계속할 것

# 건강 염려증

　신체에 발생한 사소한 감각 등을 확대하여 중병으로 간주하며 집중적으로 신경을 쓰는 신체 기우증 또는 침울증의 하나이다. 각종 신체적 검사를 해도 병이 발견되지 않음에도 불구하고 중병에 걸린 것이 아닌가 하는 비현실적인 믿음이나 공포가 지속되어 많은 병원을 찾게 된다. 그럼에도 담당 의사의 말을 믿지 않고 오히려 자신이 중대한 병에 걸려 있기 때문에 본인에게 말할 수 없는 것이 아닐까 하고 의심하고 여러 병원을 전전하며 다니는 것이 보통이다.
　건강 염려증은 가족이나 친구들과의 관계에서 본인이 의식하지 못하는 상태의 억압된 고민이나 갈등이 어떤 증후로 표현되는 것으로 인식된다. 인격적으로 불안, 우울, 강박 등의 경향인 사람에게 흔한 질환이며 발병은 사춘기에서부터 40대에 발생하는데 여자보다 남자에게 많다. 여자보다 남자가 많은 것은 온 가족의 부양을 책임지고 있기 때문에 자신이 중병으로 사망할 경우에 대한 공포를 의식하고 있기 때문이다.
　그러나 근본적으로는 주로 친인척의 사망과 관련한 질환을 경험한 병이 곧 자신에게도 그와 같은 병이 있는 것이 아닐까 하는 간접적인 의식 경향이 있다. 이 병의 경과는 매우 만성적으로 진행하며 호전과 악화가 계속되는데 정신적 사회적 스트레스와 관련이 있다.

특히 건강 염려증이란 보통 사람에게도 자신의 어떤 사소한 병을 확대하여 중병으로 불안, 공포를 의식했다면 사실상 순간적으로 가벼운 건강 염려를 했다가 회복한 것인데 건강 염려증은 이것을 회복하지 못하고 사고 장애로 지속하는 것을 말한다.

### 치료

약물로는 트랑키라이저 약제를 복용하기도 하나, 보다 중요한 것은 정신요법이 주된 치료이다. 정신요법이란 자유 연상에 의하여 환자의 무의식계를 살피고 정신적 외상 또는 심리적 콤플렉스를 궁구하여 밝히고 환자의 의식 속에 재편입 시킴으로써 병적 증상을 없애는 방법을 말한다.

### 일반적 주의사항

환자를 환자로 인식하는 조언도 유해하며 병이 없다고 단정하고 무관심한 것도 유해하다. 또한 생활과 관련한 가정의 어려운 사건을 논의하는 것도 유해하다. 이 밖에 스트레스를 주지 말 것이며 외부로부터 발생한 어떤 불길한 사건 같은 것을 전달해도 안 된다. 제일 중요한 것은 환자로서 보호하는 것보다 유쾌한 가정생활과 본인이 병이 있다고 생각하는 마음가짐을 갖지 않도록 유도하여 다른 내용으로 유인해야 한다. 그 유인시간이 길면 길수록 좋으며 투약은 가급적 장기 복용하되 어떤 병으로 투약하는 것으로 인식하지 않도록 하며 단순히 보약 차원의 약으로 인식하게 해야 한다.

끝으로 증상에 따라 호소하는 동통이나 자각증상을 조장할 수 있는 음식물은 피하는 것이 좋다. 술, 담배는 무조건 유해하며 커피, 홍차 등 환각성이 있는 약제나 음식물은 금하는 것이 원칙이다. 또한 영화나 TV에서 격렬하고 흥미로운 폭력물은 관람해도 되지만 어떤 질환으로 불치이거나 사망하는 드라마나 영화는 보지 않는 것이 좋다. 특히 먼 친족이나 친지의 특수한 질병이나 사망 소식도 가급적 전하지 않는 것이 좋다.

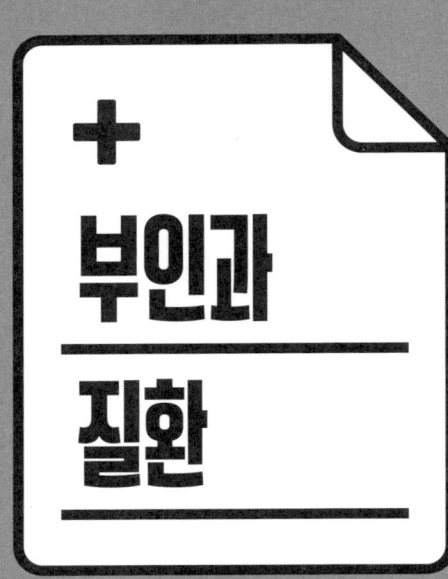

# 부인과 질환

# 트리코모나스질염

트리코모나스 원충의 감염에 의해 발병하는 질염의 하나이다. 주로 트리코모나스 원충에 감염한 환자의 성교에 의해 발병하는데 황색 대하를 주증으로 소양증을 수반하며 배뇨통도 있어 방광염과 유사한 증세가 주요 증세로 악취가 심한 특징이 있다.

여성의 대하 원인으로 가장 발병 빈도가 높은 질환이기도 하다. 통계에 의하면 대하가 있는 여성의 약 3분의 1이 바로 이 트리코모나스질염 환자라 한다. 이 병은 성교에 의해 감염하는 경우가 대부분이므로 이 병을 일종의 성병이라고도 한다.

## 증세

황색 대하, 심한 외음부의 소양증, 배뇨통 등이 주 증세이고 이 밖에 악취가 난다. 황색 대하에 농을 수반하며 포말 모양을 보이고 질 내 점막이 충혈되어 있고 자궁 경부의 점막에는 출혈만이 보인다.

그러나 이 병도 사람에 따라 달라서 예민한 사람은 증세가 가벼워도 심한 증세를 느끼며 둔감한 사람은 증세가 심해도 가볍게 느끼는 수가 있어 병의 중경과 증세가 일치하지 않는 경우가 많다.

### 진찰

대하를 현미경으로 관찰해 보면 백혈구와 질상피세포의 반만 한 편모를 지닌 트리코모나스가 움직이는 것을 볼 수 있다.

남성은 전립선에서 분비된 전립선액을 채취하여 배양하면 곧 알 수 있는데 남성의 경우는 여성과 같이 증세가 확실하지 않고 투약을 하지 않는 경우가 많은데 이것이 전염과 재발의 계기가 된다.

### 치료

이 병의 치료는 약물이 주체가 되는데 대표적인 약제가 메트로니다졸, 티니다졸인데 재발을 되풀이하면 약물의 용량이 증가되고 상당한 시일 투약해야 할 때도 있다.

이 약은 반드시 부부가 같이 투약해야 하나 남성의 경우 검사에서 감염되지 않을 때는 여자만 투약해도 된다. 그렇지 않은 경우 부부가 함께 투약하여 치료하는 것이 중요하다. 한쪽만 치료하면 장차 성생활에 의해 재감염되기 때문이다.

임신 3개월 이내의 임신초기의 여성은 가급적 투약은 피하고 질정을 사용하되 임신 5개월 후에는 투약해도 무방하다. 쌍방이 동시에 치료하지 않고 부득이한 사정에 의해 한쪽만 치료되고 다른 한쪽이 보균자라면 쌍방이 완치될 때까지 성생활을 해서는 안 된다.

**생활과 주의**

- 성교 후 발모 부위에 질액이 묻어 마르지 않게 할 것
- 성교 후 쌍방 모두 성기를 깨끗이 닦아 청결히 할 것

# 질칸디다증(칸디다질염)

진균 감염이 원인이 되어 발병하는 질염으로 칸디다, 알바칸스, 토를로프시스 등과 같은 진균 감염이 원인이 되어 발병하는 질염으로 질 내에 산성도를 유지하고 있는 데델라인간균이 어떤 원인에 의해 감소하거나 사멸되어 질 내 산성도가 저하하면 발생한다.

당뇨병이나 임신 등으로 병원 미생물에 대한 저항력의 저하나 항생제 남용으로 질 내 데델라인간균의 사멸 등에 의해 발생하는데 젊고 건강한 여성에게는 흔하지 않다.

## 증세

외음부의 소양증이 주요 증세이나 회백색의 대하로 마치 야쿠르트 찌꺼기와 같이 보이기도 하며 좁쌀알 같은 덩어리가 질구 인근에 붙어 있다가 대하와 동시에 배출된다. 이와 같이 대하 배출과 더불어 불결한 상태에도 냄새는 거의 없는 특징이 있다.

반대로 트리코모나스질염의 경우가 되면 심한 악취를 풍기게 되는데 칸디다질염과 트리코모나스질염의 감별은 이 악취의 유무에서 구별되며 소양증도 대하량과 관계없이 트리코모나스에 비하여 보다 심하다.

### 진찰

진찰은 증세에서도 거의 알 수 있으나 원칙적으로 질액을 채취하여 현미경으로 보면 가성 균사나 포자가 있는 것을 보게 된다. 보다 정확한 검사로는 질의 내용물을 배양하여 진균을 발육시키면 확실히 진단된다.

### 치료

과거는 이 진균성 질염은 매우 난치였으나 근래에 와서 우수 의약품의 개발에 의하여 수일 내에 완치되는 경우가 대부분이나 치료는 확진이 되면 복약이 주체가 되며 이트라코나졸, 케토코나졸 등이 대표적이다. 복약 외의 외음의 염증을 호전시키는 연고도 있으나 역시 복약으로 완치된다.

이 질환은 성생활에서 감염되는 수 있으므로 부부가 같이 검사하여 같이 감염된 경우 동시에 복약해야 한다. 완치까지는 감염체에 따라 다소 다르나 비교적 수일에서 완치되지만 의사의 지시에 따라 일정을 정하여 완치해야 한다.

# 자궁근종

 자궁근종이란 30~50대에서 많이 발생하는 양성 종양을 말한다. 자궁의 근육에 발생하는 일종의 군살이므로 치명적인 위험성도 없으며 이것이 장차 악성 종양 즉 자궁암으로 변하는 일도 없다. 30세 이상의 여성 약 20%가 이 자궁근종이 있는 것으로 알려지고 있으나 증상이 없으므로 무심코 경과하는 경우가 대부분인데 큰 변화 없이 생활하는 수가 많다.
 그러나 극히 일부에서 그 증세가 심하여 치료를 요하는 경우도 더러 있다. 이 질환의 발병 원인은 아직 확실하게 밝혀지지 않고 있으나 에스트로겐이 자궁근종의 증식에 중요한 역할을 하는 것으로 보고 있다. 그 이유로는 난소 호르몬이 왕성한 20~40대에서 자궁근종이 비대해지고 난소 호르몬이 저하되는 50대에서는 자궁근종이 축소되는 점으로 보아 발정 호르몬 즉 에스트로겐이 자궁근종 증식과 중요한 관련이 있는 것으로 인식되고 있다.
 자궁근종은 처음에 자궁의 근육에 조그마한 근종핵이 발생하는데 난소 호르몬의 왕성한 활동기 즉 20~40대에서 점차적으로 발육하여 비대한다. 하지만 사람에 따라 발육 속도가 극히 느려 15~20년 동안에도 약간 발육하여 50대에서 축소되는 수도 있고 급격히 비대하는 사람도 있으나 전자보다 후자는 극히 드물다.

자궁근종은 주로 자궁 체부에서 발병하고 자궁 경부에서는 극히 드물게 발병한다.

자궁 체부의 발생 부위에 따라서 장막하근종, 자궁내근종, 점막하근종의 3가지로 대별하는데 자궁근종은 여러 부위 또는 여러 개가 동시에 발생하는 수도 있다.

### 증세

자궁근종의 대부분은 무증상으로 경과하는 수가 허다하여 40대에서 우연히 자궁암이나 기타 산부인과 질환의 검진 과정에서 발견되는 수가 많은 것도 무증상이기 때문이다.

그러나 자궁근종의 발육이 비대하면 각종 증세가 나타나지만 반드시 증세가 나타나는 것은 아니나 일단 증상이 나타나면 다음과 같다.

- 과다 월경
- 부정출혈
- 철 결핍성 빈혈
- 동계
- 호흡곤란
- 빈번한 뇨의
- 변비
- 월경통
- 하복부통
- 요통
- 근종 분만

- 불임증
- 유산
- 조산
- 난산

상술한 각종 증상은 자궁근종이 발생한 부위와 크기에 따라 발생하며 대부분의 자궁근종은 큰 증상이 없다. 그러나 상술한 증상이 발생하면 치료 대상이 되기도 하나 때로 경과를 관찰하면서 지켜보아야 하는 경우도 있다.

## 치료

자궁근종으로 진단되었다 하여 반드시 수술할 필요는 없다. 그러나 수술을 해야 할 경우는 자궁근종이 어린이 주먹보다 커졌을 때나 작아도 부정출혈로 철 결핍성 빈혈의 증세가 심할 때, 자궁근종으로 불임이 될 때는 수술을 하기도 한다.

이 밖에 치료로는 방사선 치료와 약물요법이 있지만 이 같은 치료는 확실한 효과를 기대하기는 어렵다. 부득이한 경우 수술에 임하지만 때로 자궁근종의 발육 속도가 느리거나 폐경기가 되면 축소되는 경우가 많으므로 주기적으로 진찰을 하면서 관찰하는 방법도 이루어진다.

자궁근종은 양성 종양이므로 반드시 수술할 필요성은 없는 것이다. 수술은 자궁 전체를 적출하는 것과 근종만 절제하는 2가지가 있는데 전자는 무월경이 되고 임신도 불가능하며 심리적으로 여성으로써 구실을 못 한다는 압박감이 생긴다.

그러나 자궁이 호르몬을 분비하는 장기가 아니므로 난소가 남아 있는 한 호르몬의 분비에 이상이 발생하는 일은 없다. 또 질 자체가 남아 있으므로 성생활에 아무런 지장이 없다.

　아무튼 자궁근종이 자궁암이 되는 경우는 없으므로 특별한 경우의 증상이 없는 한 약 50세부터 축소되는 경우가 많으므로 곧 수술을 시도할 필요성은 없는 질환이다.

# 외음염

외음염이란 외음부에 발병하는 각종 염증성 질환을 총칭하는 말이다.

외음부는 실로 대하를 비롯한 생리, 배뇨, 배변, 성생활 등 염증을 유발할 만한 조건에 있으나 난소에서 분비되는 에스트로겐의 분비로 인한 저항력 때문에 각종 염증원을 방어하고 있다. 그러나 유아나 노약자, 당뇨병, 임산부, 산욕기에는 외음부의 저항력 저하로 각종 세균 감염이 용이하게 된다.

외음염을 일으키는 원인은 많으나 대표적인 것으로 지나치게 난잡한 성생활로 인한 상처, 생리 시 청결성의 관리 부족 등이 원인이 되어 세균이 감염하여 발생한다. 이 밖에 트리코모나스, 칸디다 진균 등의 감염이 원인이 되어 발병하기도 한다.

## 증세

외음부가 발적하여 열이 나지만 심하면 항문 부위에까지 파급하여 가렵다. 결과 그 자리를 긁으면 벌겋게 붓고 짓무르거나 궤양이 발생하여 속옷과 서로 스쳐 동통을 수반하며 배뇨 시에 보다 강한 동통이 일어난다.

질염이나 당뇨병이 있으면 병은 보다 악화하며 치료 후도 재발을 되풀이하므로 질염이나 당뇨병 치료가 우선이 된다. 그러나 정상 건강인은 잘 낫는 질환이지만 방치하면 만성화하여 외음부의 표피가 두꺼워져서 다갈색으로 변하고 가려움증은 장기화된다.

## 치료

배뇨 후에는 청결한 휴지로 외음부에 묻어있는 소변을 가볍게 닦아주며 부신피질 호르몬이 함유한 연고를 바른다. 그러나 세균 감염이라 인증되면 항생제를 복약하기도 한다.

## 생활과 주의

- 외음부가 가렵더라도 그곳을 자극하거나 긁지 말 것
- 목면과 같은 흡습성이 좋은 팬티를 입을 것
- 목욕을 자주 하여 외음부를 청결하게 할 것
- 비누 사용을 금하고 따뜻한 물로 좌욕을 할 것
- 좌욕 후는 흡습성이 좋은 목면으로 닦고 곧 연고를 바를 것

# 순환기계 질환

# 고혈압

고혈압이란 동맥혈이 높은 상태를 총칭하는 말이다.

1962년에 제안된 세계보건기구(WHO)의 기준에 혈압 95mmHg 이상일 때를 고혈압(증)으로 규정하고 수축기 (최고)혈압 140mmHg 이하 확장기 (최저)혈압 90mmHg 이하를 정상혈압이라 하고 고혈압과 정상혈압 사이를 경계역 고혈압이라 했다. 그러나 경계역 혈압은 안정 상태에서 몇 번의 혈압측정을 해봐도 경계역 고혈압 그대로일 때는 고혈압으로 진단한다. 또한 측정 과정에서 단 한 번이라도 높은 치수의 혈압이 발견되었을 때는 혈압상승의 요인이 가해지면 혈압이 높아질 수 있으므로 혈압에 대한 주의를 해야 한다. 그러나 최근 시중에서 판매되고 있는 전자 혈압계 측정은 정확하지 않으므로 반드시 병원의 수은 혈압계 측정에 기준해야 한다.

혈압은 혈압치수가 상당히 높은 상태를 몇 번이나 경험했을 경우부터 적당한 투약을 해야 한다. 고혈압의 초기 증상은 특별히 없으므로 방치하는 수가 있는데 고혈압 상태가 지속되면 장차 혈관장애가 진행하여 뇌, 심장, 신장 등에 병변이 일어나므로 비로소 자각증상을 보이기도 한다.

고혈압에 의한 뇌혈관 장애가 발생하면 두통, 현기증, 이명, 사지 저림 등의 증세가 지속되는 수도 있고 때로 환자가 의식할 수 없는 경증으로 진행하거나 무증상으로 경과하는 수도 있다. 그러나 뇌혈관 장애가 진행하는 동안 세소 동맥경화나 죽상 동맥경화로 뇌출혈은 물론 뇌경색을 일으켜 반신불수, 언어장애, 정신장애 등 각종 마비 증상을 초래하기도 한다.

또 고혈압을 방치하면 심장에 무리를 가하므로 관상동맥 경화가 발생하여 협심증에 이어 심근경색을 일으켜 치명적일 수도 있다. 뿐만 아니라 고혈압은 신장의 세소 동맥에 고압을 가하므로 굳어지고 내강이 협착해진다. 그 결과 혈액의 유입량이 부족하여 기능이 저하되고 서서히 신장의 위축이 일어나 신부전을 초래하게 된다.

혈압에는 본태성(일차성) 고혈압과 증후성(이차성) 고혈압이 있는데 본태성 고혈압은 혈압상승의 원인 질병을 찾아볼 수 없는 것을 말하며 증후성(이차성) 고혈압은 신체의 어느 곳에 혈압을 상승시킬 만한 병이 있어 일어난 경우를 말한다. 고혈압의 약 95%의 환자는 대개 이 본태성 고혈압이고 나머지 약 5%는 증후성 고혈압으로 알려져 있다.

이 밖에 근래에 간혹 볼 수 있는 연소성 고혈압은 대개 비만증의 어린이에게 많은데 이것 역시 본태성 고혈압으로 유전되는 것이 대부분이며 드물게는 증후성도 있다.

## 본태성 고혈압

본태성 고혈압은 유전적 소인으로 심장, 뇌, 신장, 내분비 기관 등 각종 검사에도 혈압상승을 유도할 만한 원인 없이 혈압만 높은 것을 말하나 최근 미국의 순환기 의사 엘스버드는 본태성 고혈압 중의 30%만 환경, 섭식, 생활 등 여러 가지 원인이 복합적으로 작용하여 혈압을 상승시킨다고 했으나 본태성 고혈압의 유전설에는 그의 문헌에서도 인증되고 있다.

통계에 의하면 양친이 모두 고혈압인 경우 자식의 약 60%는 고혈압증이 일으키는 것으로 알려져 있으며 양친이 다 40세에서 고혈압증이 발병했다면 그 자녀도 대략 그 나이에 고혈압증을 일으키는 경향이 있는 것으로 알려져 있다. 본태성 고혈압은 약 35~40세의 나이에 발병하여 고령이 될수록 점차 높아지는 경향이 있어 고령의 고혈압증은 대개 본태성 고혈압으로 간주하고 있다. 그러나 고혈압은 동맥경화와 밀접한 관계가 있어 이 동맥경화의 유무에 따라 예후도 달라진다.

동맥경화증은 대개 고혈압을 유발한다. 그러나 오늘날 우수한 약물 개발로 적절한 투약과 자기 관리를 잘하면 초기의 고혈압증은 후유증 없이 생활할 수 있게 된다.

### 증후성 고혈압

증후성 고혈압을 이차성 고혈압이라 하는데 이것은 2차로 고혈압이 발병한다 하여 붙여진 명명이며 이 고혈압은 원인이 되는 질병의 완치에 따라 고혈압증도 같이 완치되는 것으로 만성 사구체성신염, 신우신염, 쿠싱증후군, 갈색세포증, 임신중독증 등의 경우에 관찰되는 병이다.

### 진찰

혈압은 정신적 육체적 안정 상태에서 적어도 1일 1회의 측정이 바람직하다. 혈압측정에서 최고혈압 151mmHg 이상 최저혈압 91mmHg 이상일 때에는 일단 고혈압으로 진단하지만, 혈압의 정도가 대단히 높을 때에는 병력 확인 진찰 및 검사를 받아 동맥경화증과 심혈관계 질환을 악화시키는 위험인자와 말초 장기의 손상 여부를 알기 위해 혈액검사, 소변검사, 흉부 X선 검사, 안저검사 등의 각종 검사를 하며 다음으로 이차성 고혈압의 가능성에 대한 각종 검사와 관찰 등 문진도 같이 한다.

고혈압과 신장장애는 상호 밀접한 관계를 갖고 있어 신장장애가 발생하면 부종과 관련하여 혈압이 높아지기도 하고 반대로 혈압이 높으면 신장장애가 발생하기도 하는데 이차성 고혈압의 대부분은 바로 이 신장장애와 관련이 깊다. 그러나 증후성 고혈압은 본태성 고혈압에 비해 5% 이내로 그 빈도는 매우 낮으므로 대부분의 고혈압을 집중적으로 여기에 관련하여 생각할 필요는 없다.

## 고혈압 환자가 알아야 할 주의사항

- 감염식, 즉 음식을 짜게 먹지 말 것
- 가정에서나 직장에서 무거운 것을 들거나 하면서 무리하게 갑자기 힘을 쓰지 말 것
- 추운 곳에서 오래 있지 말고, 목욕탕에서 따뜻한 물에서 갑자기 찬물로 옮기지 말 것
- 바둑이나 장기를 하면서 집중적으로 신경을 쓰지 말며 정신적 스트레스를 받는 일을 피할 것
- 가급적 금연·금주할 것
- 콜레스테롤이 많은 음식을 피할 것
- 변비증을 방치하지 말 것
- 각종 진통·소염제를 장기복용 하지 말고 특히 부신피질호르몬이 함유된 약제를 복용하지 말 것
- 적당한 종합 비타민을 경구 투여할 것

## 약물요법과 치료

근래까지 우리 국민의 사망률 약 2위를 차지했던 고혈압은 오늘날 의학의 발전에 따라 현재는 치명률이 낮아지고 있으며 치료에 의해 거의 정상적인 생활을 하고 있는 실정이다. 그러므로 규칙적인 약물 투약은 필수적이다. 원인이 분명한 증후성 고혈압은 그 원인에 따라 치료하지만 원인이 분명하지 않은 본태성 고혈압의 치료는 우선 생활에서 유해한 내용의 규제와 식이요법 등 전기 주의사항을 엄수하면서 투약을 규칙적으로 계속하면 고혈압에 의한 뇌, 심장, 신장 등에 발생하는 합병증을 예방하고 합병증의 진행도 억제된다.

혈압약은 각종 강압이뇨제, 베타차단제, 칼슘 길항제 등 약제를 병에 맞도록 선택하여 투약하기도 하며 경우에 따라 그 사람에 맞도록 써야 하며 약제까지 병용할 수도 있다.

강압이뇨제는 용량에 따라 부작용이 있으므로 단일 약제보다 2종 이상을 같이 사용하면 상승적으로 작용하고 부작용도 최소화한다. 그러나 이와 같은 강압이뇨제는 대부분 이차성 고혈압에 많이 쓰며 특히 아침 잠자리에서 일어났을 때 수족이 약간 붓는 환자에게 적용하는데 이런 경우 의사의 진단을 받도록 해야 한다.

혈압은 혈압이 높다 하여 동일한 것이 아니므로 고혈압의 정도에 따라 투약 용량도 결정된다.

### | 경계역 고혈압

최고혈압 141~159mmHg 최저혈압 91~94mmHg을 말한다.

경계역 고혈압은 전기에 기술한 주의사항을 엄수하면 투약은 보류하고 혈압의 변화에 대한 경과를 관찰하면 된다. 이 밖에 경증 고혈압도 같다.

### | 중등도 고혈압

최고혈압 165~185mmHg 정도를 말하며 최저혈압 105~114mmHg로 통용되고 있다.

### | 중증의 고혈압

최고혈압 185~230mmHg 이상 최저혈압 115~130mmHg 이상을 말하나 이는 어디까지나 의가의 소통 용어일 뿐 규정된 사실은 아니다.

이 밖에 혈압 환자 중 최고혈압 230mmHg 최저혈압 140mmHg 이상의 환자도 있는데 이런 경우를 흔히 의가에서 위험도 고혈압이라 한다. 이와 같은 위험도 고혈압도 자각증상이 경미하거나 전혀 없는 사람도 있는데 방치하면 항상 사망의 위험성 있는 환자이다.

그리고 전술한 중증의 고혈압도 합병증의 정도에 따라 예후가 다르지만 고혈압의 경과 중에 이미 합병증을 수반하고 있는 경우로 보아도 된다. 중증의 고혈압은 보통 강압이뇨제와 베타차단제가 이상적으로 배합되어 있는 약제가 시판되고 있으므로 의사와 상의하여 용량의 지시를 받고 그에 따라야 한다.

고혈압은 만성질환이므로 일시적으로 혈압 하강이 일어났다 하여 투약을 중단할 경우 원래의 혈압치로 변하기 때문에 혈압상승을 억제하는 억제량은 시간을 맞춰 상복해야 한다. 자각증상이 없다 하여 복약을 중지하여 수일 또는 수 주간 복약하지 않고 방치를 하고 계속 되풀이하면 차츰 합병증을 일으키기도 하고 혈압상승에 의한 뇌출혈로 반신불수가 되거나 생명을 잃을 수도 없지 않으므로 복약 중지는 절대 금물이다.

혈압 강하제란 일반적으로 장기 연용해서 몸에 큰 지장이 없으므로 거의 일생 동안 복용하는 것을 원칙으로 해야 한다.

대중의 인식 속에서 신약을 장기복용 하면 위장을 비롯한 각 장기에 유해한 것으로 알고 있으나 신약에도 장기 연용을 못 하는 것과 장기 연용도 가능한 약이 있으므로 의사와 상의한 후 투약하도록 한다.

# 저혈압

　고혈압과 반대로 혈압이 정상치 이하로 내려간 상태가 지속되는 것을 저혈압이라 한다. 세계보건기구(WHO)에서는 수축기(최고혈압) 100mmHg 이하 확장기(최저혈압) 600 이하의 혈압을 저혈압이라고 규정하고 있다. 그러나 저혈압증은 그것이 만성적이라 할지라도 때로 정상혈압이 되는 수도 없지 않으며 자각 증세도 별로 없는 편이다. 저혈압증을 크게 분류하면 우선 본태성 저혈압과 기질성 저혈압으로 나눈다.
　본태성 저혈압은 몸에 특별한 기질적 질환 없이 발병하며 만성적으로 지속한다. 이는 대개 체질적 유전적 소인이 있는 것으로 알려져 있다. 또 저혈압 환자의 대부분은 바로 이 본태성 저혈압이며 기질성 저혈압의 발병 빈도는 매우 낮은 편이다.
　증세로는 두통, 두중감, 현기증, 전신권태, 동계, 숨참, 빈맥, 식욕부진, 위의 팽만감, 설사, 변비 등이 있으나 비교적 경증이거나 무증상으로 경과하며 충분한 영양식 즉 육류, 달걀, 우유 등 단백질이 많은 음식의 섭취로 호전하는 수도 많다.
　이 밖에 미네랄과 비타민도 충분히 섭취하고 특히 음식은 보통 사람에 비해 약간은 짜게 먹는 것도 바람직하다.

반면 기질성 저혈압은 혈압을 내리게 하는 어떤 질환이 있어 저혈압이 되므로 원인이 되는 질환의 치료를 중점적으로 해야 한다. 이와 같은 원인 질환은 자율신경 장애, 신경증, 파킨슨 증후군, 대동맥판 협착증 등에 의해 발병하는데 심장에서 전신으로 보내는 혈액량이 부족할 때 부신 기능 부전과 애디슨병, 갈색세포증 등 호르몬의 이상 분비가 저혈압을 유발시킨다.

저혈압증에는 일명 기립성 저혈압이라고 하는 것도 있는데 이는 앉아 있거나 누워 있다가 갑자기 일어서면 현기증을 일으키는 것과 한자리에 오랜 시간을 계속하여 서 있으면 같은 증세를 일으키는 것 등을 기립성 저혈압이라고 한다.

기립성 저혈압은 이와 같은 주로 기립 시 저혈압을 일으키는 것을 말하는데 그때 발생하는 혈압 강하는 수축기 혈압이 약 200 이하로 하강하는 것을 말한다.

그러나 정상적인 사람은 기립 시 혈액의 중력에 의해 하반신에 모인 혈액을 자율신경의 작용으로 하지의 혈액관을 수축하여 부족한 상부의 혈액량을 보충시키는 역할을 하고 있기 때문에 혈압 저하가 발생하지 않는 것이다.

이 밖에 약 40~60세 정도의 남성에게 주로 발병하는 특발성 기립성 저혈압도 있는데 물론 발병 빈도는 매우 낮은 편이다. 기립 시 현기증, 시하몽롱 외에 구토, 동계, 빈맥, 대소변의 실금과 손떨림, 근 위축 등이 보이면 샤이 드레거 증후군에 속하는 저혈압증의 가능성이 있다. 이 저혈압은 자율신경 증세 외에 소뇌 등 광범위한 운동신경계가 장애를 받기 때문에 나타나는 증세이다.

만약 증세가 심하면 실신하는 수도 있으므로 전기한 증세가 보이면 순환기 전문의의 진찰을 받는 것이 좋다.

## 치료와 대책

증후성 저혈압은 확실한 원인이 되는 질환에 의해 발병하는 저혈압이므로 원인치료가 근본이 된다. 하지만 본태성 저혈압의 경우 자각 증세가 없으면 인위적으로 혈압을 올릴 필요까지는 없으며 후기 주의사항을 엄수하면 장차 호전되며 특히 고령이 되면 다소는 혈압이 상승하는 예도 없지 않다.

## 생활과 주의

- 일찍 자고 일찍 일어나 제시간에 식사를 하며 육류, 계란, 우유 등 단백질과 칼로리가 많은 음식을 소화에 지장이 없도록 섭취하고 과음을 피할 것
- 피곤하지 않은 범위의 운동을 할 것
- 취침 시 베개를 낮게 벨 것

## 해로운 음식과 약제들

| 소변을 많이 나오게 하는 이뇨제
- 후로세마이드
- 치아자이드 유도체 일체
- 트리암테렌

| 혈압 하강제
- 풀로푸라롤론
- 아테놀론

- 레세르핀
- 혈관 확장제
- 교감 신경을 자극하는 커피, 홍차

# 협심증

　협심증이란 관상동맥 질환으로 일과성 심근 허혈이 원인이 되어 발증하는 흉통 증후군의 하나이다. 협심증은 관상동맥 부전에 의한 관상동맥에 산소와 영양을 보내는 혈액량이 현저하게 감소하면 격심한 흉통이 일어난다. 이런 경우를 발작성 협심증이라고도 하고 협심발작이라고도 한다.
　심근경색은 심근으로 보내지는 혈액이 극도로 적어지거나 두절하는 현상이 오래 계속되어 혈액 즉 산소와 영양을 받지 못하면 심근의 세포가 회사하는 현상이 된다. 심근경색은 협심증에 비하여 흉통도 심하고 통증시간도 길며 심근 세포의 광범위한 부분에까지 회사가 일어나면 심장으로서 역할을 못 하므로 사망하게 된다.
　협심증이나 심근경색 모두 관상동맥에 산소와 영양을 보내주는 혈액량의 부족에도 통증이 발증하나 협심증은 심근 세포의 회사가 없는 상태로 회복하지만 심근경색은 대개 회사 과정으로 경과하다가 회복하기도 한다.
　그러나 협심증도 많은 발작을 되풀이하면 심근경색으로 이행하는 수도 있고 정도에 따라 돌연히 사망하는 수도 없지 않다.
　협심증의 원인은 동맥경화증으로 발증하는 것과 연축으로 발증하는 것, 염증으로 발증하는 것 등이 있고 이 밖에 심한 빈혈, 빈맥, 발작 등도 협심증의 원인이 되기도 한다.

  동맥경화가 원인이 되는 경우는 관상동맥에 동맥경화가 발생하면 동맥 내강에 혈액 성분인 중성 지방, 콜레스테롤 등의 성분이 동맥 내벽에 붙으므로 점차 협착하게 된다. 여기다가 칼슘이 침착하면 관상동맥이 석회화하여 탄력성을 상실하고 굳어진다.

  그러나 연축에 의해 발증하는 협심증은 관상동맥의 일시적인 연축이 원인이 되어 일어나는 협심증으로 이는 이형 협심증으로 알려져 있다. 그러나 대부분의 여러 협심증도 이 연축이 가세하면 협심 발작이 일어난다.

  이 밖에 염증으로 협심 발작을 일으키는 경우는 대동맥 염증 증후군으로 관상동맥에 염증이 발생하는 것인데 대표적으로 매독 등이 원인이 된다. 협식 발작 기인은 동맥 내강의 협착으로 일어난다.

## 증세

  협심증 발작은 가슴 중앙에서 앞가슴에 발작적인 흉통을 느낀다. 그 흉통의 정도는 격심하며 가슴이 죄어지는 것 같다, 잠깐 칼로 오리는 듯 스쳐 간다, 송곳으로 쑤시는 듯 아프다, 등의 증상을 호소한다.

  그러나 이와 같은 통증은 불과 1~5분일 때가 대부분이며 긴 것은 약 10분 내외가 되나 증세가 끝나면 말끔히 소실되어 꾀병 같다.

  하지만 여기에서 주목할 것은 신경증의 일종인 심장 신경증의 흉통이 협심증의 동통과 유사하나 이는 좌측 심장 부위가 옥죄이며 쑤시고 아픈 형태가 많고 수 시간이 지속되는 경우가 많아 구별되며 심근경색증도 수 시간 지속적인 동통도 있지만 이는 심장 신경증에 비해 월등히 심한 격통으로 발증하므로 구별된다.

  특히 협심증의 진단은 통증 발작 시 니트로글리세린이라는 약제를 혀

밑에 넣으면 1~2분 이내에 통증이 소실되는 특징이 있다.

협심증에는 노작 협심증과 안정 협심증, 이형 협심증, 불안정 협심증 등으로 분류한다.

노작 협심증은 주로 노동이나 운동 등 육체적으로 지나치게 활동하고 있을 때 발증하는 경우를 말하나 정신적 흥분과 긴장도 동기가 된다. 그러나 육체적 안정에 따라 통증이 소실되며 비교적 안정 시에는 발증하지 않는 특징이 있다.

안정 협심증은 노작이나 운동 시에는 발증하지 않고 오히려 안정하고 있을 때 발증하는 경우가 많으므로 안정 시 협심증이라 하며 야간에 많이 발생한다 하여 야간 협심증이라고도 한다.

이형 협심증은 잠자는 동안 어떤 일정한 시간에 발증한다. 이것은 비교적 굵은 관상동맥의 연축에 의한 것으로 그때 심전도로 나타내보면 일시적으로 ST가 상승하며 관상동맥 경화의 죽종 변화와 혈전의 부착 등에 의해 관상동맥 내강이 협착된 경우가 있다.

이 밖에 불안정 협심증은 발작의 빈도가 높을수록 점점 증세가 심해지는 것으로 방치하면 장차 심근경색으로 이행될 위험성이 높은 것이다. 그러므로 모든 협심증은 이 불안정 협심증과 같은 것인가를 알기 위하여 경과를 관찰해야 한다.

## 진단

진단은 주로 문진이 행해진다. 발작 형태, 발작의 변화, 발작의 경과, 발작 시간 등을 참작한다.

심전도 검사는 사실상 큰 의미를 제공해 주지 못한다. 심근경색의 경우는 심근 세포가 회사되어 있기 때문에 Q파의 특징적 파형이 나타나지만 협심증에는 그와 같은 파형의 변화가 없다.

  그러나 협심증 발작이 있을 때는 심근의 일부에 일시적인 허혈이 발생한다. 이때는 심전도성 일과성의 TS 저하가 나타나므로 협심증 발작 시 심전도를 얻을 수 있으면 협심증을 진단할 수 있으나 그와 같은 기회를 포착하기란 용이한 것이 아니다. 그래서 개발된 휴대용 심전계를 부착하고 다니면서 발작 시의 심전도를 기록하는 방법이 있다. 협심증이 확진되면 다음으로 관상동맥 조영을 행한다. 이것으로 관상동맥의 기질적 협착이 발생한 곳이나 정도를 알 수 있다.

## 치료

  약물 중 가장 속효적인 효과가 있는 니트로글리세린은 단점으로 지속시간이 가장 짧은 결점이 있다. 이 약은 말초 동맥의 확장 작용이 강하고 심장의 후부하 전부하를 줄여서 심장의 운동량을 감소시키며 관상동맥 혈류량도 증가한다. 그러나 관상동맥 연축에 대해서는 큰 효과를 기대할 수 없다. 이때는 칼슘 길항제가 특효하다.

  대체로 협심증 발작을 예방하는 약으로 니트로글리세린이 효과적이지만 지속적인 효과가 없으므로 피부로 흡수하는 것이 좋다.

  그러나 근래에는 베타 차단제를 많이 투약하고 있는데 이 약은 심박동수나 심장 수축력을 경감하므로 협심증의 예방이 된다. 특히 이 약은 지속시간이 긴 약제로 약 20시간 내외로 유지된다. 그러나 이 약을 투약하면 약간의 혈압 하강과 서맥 등 부작용이 있어 심부전 환자는 사용할 수 없다.

  협심증에서 심근경색으로 이행하는 것을 예방하기 위해서는 각종 혈소판 억제제를 써야 한다.

관상동맥 조영으로 국한성 협착이 발견 시는 대동맥과 관상동맥 사이에 바이패스 수술을 하는데 이 수술로 협심증 발작은 물론 심근경색을 예방할 수도 있다.

이와 같은 바이패스 수술은 미국에서 제일 많이 하는 수술로 1년에 약 10만이나 되는 환자가 시술하고 있다. 수술은 순환기 외과 전문의에 의해 행해진다.

### 생활과 주의

- 가급적 발증 예방을 한다. 노작 시 발증하는 노작형 협심증은 발증을 일으킬 만한 운동과 노작을 피할 것
- 대부분의 협심증은 관상동맥 경화가 원인이므로 관상동맥 경화의 유발 인자를 제거할 것
- 노작시 협심증이 발증하면 즉시 안정을 취할 것
- 니트로글리세린을 휴대하여 발작 시는 즉시 설하에 삽입할 것. 만약 니트로글리세린으로 효과가 없으면 심장신경증이거나 중증의 협심증으로 이미 심근경색으로 이행하고 있는 단계일 수 있기 때문에 이때는 의사의 진찰을 받을 것

# 심근경색증

 심근경색이란 급성 관부전으로 관상동맥이 완전폐색 되어 혈액공급 부분의 심근이 급격하게 회사 형태에 빠지는 상태를 말한다. 다시 말하면 관상동맥의 어느 부분이 막히거나 하여 혈액 공급이 중단되면 그 부분의 심근이 혈액 공급을 받지 못하므로 회사하는 것을 의미한다.
 심근경색의 원인은 관상동맥의 동맥경화가 주원인으로 관동맥의 내벽에 콜레스테롤을 비롯한 각종 성분이 침작하여 죽종이 발생하고 이것이 파괴되어 관상동맥 내강이 막히므로 그 쪽에 혈액이 중간되어 심근경색을 유발하기도 하고 섬유화가 원인이 되어 내강을 막아 발병하는 경우도 있다.
 이 밖에 관상동맥의 경화로 각종 변화가 발생하는데 이때 변화에 의한 혈전이 관동맥 내강에 부착되어 혈액의 통과를 막으므로 발생하는 심근경색과 관상동맥 경화로 평활근의 원활한 연축 부전으로 강한 수축이 지속하면 역시 내강이 협착하여 심근경색을 일으킨다.
 심근경색은 당뇨병, 고혈압, 고지혈증, 고요산혈증, 비만증, 협심증 등의 지병자에게서 많이 발병하고도 이와 같은 지병은 심근경색증의 진행과 악화를 가중시킨다.

## 증세

증세는 주로 왼쪽 가슴 중앙부 근처에서 흉골 안쪽에 격심한 동통, 즉 협심통이 일어난다. 협심증과 유사한 동통이지만 그보다 심한 동통이면서 월등히 오래 계속되는 증세이다. 동통의 형태는 가슴을 쥐어짜는 듯 아프다, 날카로운 칼로 오려내듯 아프다, 가슴의 내부 장기 일부를 뜯어내는 것 같이 아프다, 등의 여러 형태의 동통을 호소한다. 동통이 심하면 때로 그 동통으로 인한 쇼크에 빠지는 수도 있다.

또 심근경색이 발증하면 각종 합병증으로 심부전 심원성 쇼크 부정맥 등의 동통과 같이 동시에 발생하기도 하는데 사람에 따라서는 이 경우가 더 두려울 때도 있다.

이 중 심원성 쇼크는 혈압 하강을 동반하므로 창백해지고 사지는 냉감하면서도 식은땀을 흘리며 의식이 흐려지면서 수 시간 이내에 사망하는 수도 있다. 이 밖에 부정맥도 그 정도가 심하면 사망하는 수가 있으므로 곧 병원으로 이송해야 한다.

물론 동통의 정도가 격심하므로 방치하지 않겠지만 응급을 요하는 증세와 상태는 가족이 알고 있어야 하므로 형태별로 기술하면 다음과 같다.

- 피부가 창백해지고 식은땀을 흘릴 때
- 호흡곤란이 있을 때(천식)
- 맥박 수가 빠르고 불규칙할 때

심근경색증의 합병증은 발병 약 1개월에서 일어나기 쉬운데 이때를 급성기라 한다. 급성기란 괴사된 상처가 스스로 낫는 기간을 말하는데 그 기간은 약 1개월의 세월이 소요된다. 그러므로 합병증을 예방하기 위해서는 심장 전문 의료기관에 입원하여 절대 안정을 하면서 고혈압을 비롯한 각종 합병증을 유발할 수 있는 인자를 치료해 줘야 한다.

## 진단

심근경색증은 대부분 협심증에 이어 발병하므로 동통의 형태도 유사하나 심근경색은 그 동통이 보다 격심하고 오랫동안 계속하는 점이 다르므로 의사라면 이 양자의 구별은 곧 알 수 있다. 그러나 심근경색증을 일으킨 부위와 정도에 따라 특유한 파형이 일어나므로 우선 심전도를 찍게 된다. 심전도의 파형 변화에 따라 심근경색증은 물론 발병시기와 부위 등도 알게 된다.

또 심근이 괴사를 일으키면 GOT, CPK, LDH 등 많은 종류의 효소가 혈액 속으로 유출하므로 혈액검사도 한다. 그러나 이들 효소는 발병 일자로부터 약 10일 이내에 정상으로 되돌아간다. 그러므로 혈액검사는 발증 약 3일 이내에 행한다.

이 밖에 신빙성이 큰 것은 흉부 X선 검사로 각종 합병증 유무도 알 수 있으며 폐울혈 심부전 유무까지도 알 수 있다. 여기에 초음파 진단으로 그 외 부분도 알 수 있다.

## 치료

이 질환은 중증의 급성기에는 병세가 급변하여 병원 대기실에서 다른 환자의 진단 순서를 기다리는 시간 동안 사망하는 수도 없지 않으므로 응급을 요할 때가 많다.

통증을 멎게 하는 약은 오직 마약인 모르핀 주사가 이용되지만 언제 갑자기 병세 변화가 발생할지 모르므로 절대 안정을 해야 한다. 만약 이와 같은 안정을 지키지 않으면 부정맥 심장파열과 같은 합병증을 일으킬 수 있다.

폐의 울혈로 호흡곤란을 일으킬 때에는 산소 흡입을 한다. 병의 상태가 급변하면 급히 강심제 등의 필요한 약제를 정맥주사 해야 하는데 이때는 정맥이 가늘어 사실상 정맥이 잘 보이지 않아 정맥주사 하기가 어려울 때가 많다.

심원성 쇼크와 같은 중증 환자에게는 정맥을 통하여 카테타를 심장까지 때로 폐동맥까지 삽입하여 수일간 그대로 두고 혈압을 체크하거나 혈액의 산소 함유량을 측정하기도 한다.

또한 발병 몇 시간 내에 관상동맥에 협착이나 폐색된 부위에 새로운 혈전이 생기면 혈전 용해제인 우로키나제를 사용하는 섭용 요법을 행한다. 이밖에 외과적으로 관동맥 바이패스법 등의 병변에 따라 각종 시술을 한다.

### 생활과 주의

- 노작과 과도한 운동을 피할 것
- 심근경색을 악화시킬 수 있는 지병 치료를 열심히 할 것
- 달고 짜고 매운 자극성 음식을 피하고 고른 음식으로 소식할 것
- 정기적으로 전문 의사의 진찰을 받도록 할 것
- 충분한 수면과 정신적 흥분 및 스트레스를 받지 말 것
- 절대 금연할 것과 금주할 것

# 부정맥

정상적인 사람의 경우 안정 시의 맥박 수는 1분에 6~70회의 고른 맥이며 운동, 흥분, 발열, 음주, 과로 등으로 맥박 수가 약간 높아질 수 있다. 그러나 수면 중에는 50회 정도로 맥박 수가 감소하는데 박동의 율동은 변하지 않는다. 그런데 안정 시 맥박 수가 1분에 40회 이하일 때를 서맥성 부정맥이라 하고 1분에 150회 이상일 때를 빈맥성 부정맥이라고 한다. 또, 자극 전도계의 장애 부위에 따라 동성 부정맥, 심방성 부정맥, 방실 접합성 부정맥, 심실성 부정맥으로 나눌 수 있다.

그러나 부정맥을 대별하여 기능적인 것과 기질적인 것으로 나눈다. 기능적인 것은 부정맥을 유발할 만한 병적인 질환이 없이 발증하는 경우를 말하며 때로 외부에서 가해지는 발열, 흥분, 음주, 대량의 커피, 약물 등이 동기가 되기도 한다.

그러나 기질적인 것은 각종 심장질환 특히 허혈성 심질환, 판막성 심질환, 심근증 등에서 나타나며 갑상선 기능 항진증, 단성 폐쇄성 폐질환, 고혈압증 등의 질환에서도 흔히 나타난다. 또한 박동의 율동이 흩어지는 부정맥으로 기외수축, 발작성 빈맥증, 심방세동 등 3가지가 있다.

기외수축은 심장이 일정하게 수축해야 할 때보다 빨리 수축하는 부정맥으로 심방성인 것과 심실성인 것이 있다. 이는 심장이 갑자기 멎는 것 같은 느낌이거나 맥이 뛰다가 한 번 건너뛰는 경우로 심방 또는 심실의 병변에 의한 것도 있고 대부분은 신경성에서도 볼 수 있다.

그러나 발작성 빈맥증은 갑자기 맥박이 빨라지는 발작적인 부정맥으로 동계가 심해서 숨이 차고 식은땀이 나는 수도 있으며 때로 실시하는 수도 있다. 원인은 심방성인 것과 심실성인 것인데 응급을 요할 때도 있다.

심방세동은 맥박이 심히 불규칙한 부정맥으로 일시적인 것과 만성적인 것이 있다. 맥박수가 일정하지 않고 많아졌다가 적어지는 현상이 되풀이되며 발작 시에는 숨도 차고 때로 실신하기도 한다. 이는 심장병이 원인일 때가 많고 동맥경화나 갑상선 기능 항진이 원인일 때도 있다.

이 밖에 부정맥에는 치료하지 않고 방치해도 무방한 경우가 많으므로 반드시 검진하여 치료의 대상인가 방치해도 되는 병인가를 간별하여야 한다. 특히 발작성 빈맥증 중에는 때로 외과적으로 수술을 요하는 것도 있으므로 주의해야 한다.

### 치료

치료는 부정맥을 일으키는 원인 질환을 치료하는 것이 원칙이며 부정맥만이 있는 경우는 항부정맥제를 투약한다. 특히 급사의 원인은 심실성 빈맥 또는 심실세동으로 인한 것이므로 빈맥성 부정맥이 있고 중독 증상이 동반하면 곧 제세동기를 사용한다.

또 서맥성 부정맥인 경우 심박출량이 떨어져 저혈압을 초래할 때는 인공 심박 조율기를 사용해야 한다. 만약 의식이 없고 맥박이 잡히지 않을 때에는 즉시 가슴에 옷을 벗기고 심장 마사지를 하면서 지체 없이 구급차를 불러 병원으로 이송해야 한다.

**생활과 주의**

- 금주하고 자극적인 음식으로 커피, 홍차, 흡연, 과로를 피할 것
- 정신적 흥분 스트레스를 받지 말 것
- TV나 영화에서 폭력물 등을 보지 말 것

# 동맥경화증

동맥경화란 동맥벽에 국한적인 동맥류 또는 경화가 발생한 병변의 총 칭을 말한다. 동맥경화는 노화 현상으로 고령의 노년층에서부터 발생하는 것으로 여겨왔던 기존의 인식과는 달리 소아에서 시작하여 노년에 발병하는 것으로 밝혀졌다.

동맥경화는 병리학적으로 세소동맥경화, 아테로옴 경화, 중막경화 등 3가지를 들 수 있는데, 이 중 세소동맥경화는 고혈압에 의해서 진단되며 주로 뇌 또는 신장의 동맥이 침식된다.

아테로옴 경화는 뇌나 심장의 동맥에서 발생하는데 뇌일혈을 비롯한 심근경색의 원인이 되기도 하며 주로 혈액 중 중성지방의 증가와 콜레스테롤의 증가가 동반한다.

중막경화는 큰 혈관에 노화와는 관계가 없는 석회 침착을 일으킨다.

이와 같이 동맥경화는 발생 형태와 혈관의 침범 상태에 따라 비교적 많은 차이가 있다.

동맥벽은 평활근과 결합 조직 등 강한 지지 조직으로 구성되어 내막, 중막, 외막의 3층으로 합쳐져 탄력성도 대단하여 높은 혈압에도 터지지 않고 유지되나 각종 원인에 의해 이 동맥이 약해지거나 내강이 좁아지는 병변으로 혈액 공급이 원활하지 못하여 발생하는 것으로 체질과 큰 관계가 있지만 노화가 주원인이 된다.

그러나 이 밖에도 고혈압, 당뇨병, 운동 부족, 비만, 고요산, 고지혈증 등의 지병에 의해 동맥경화증을 유발시키며 이들 질환이 진행을 가속화한다. 그러므로 전술한 지병이 많으면 많을수록 동맥경화를 빠르게 조장한다.

동맥경화에는 죽상동맥경화, 세동맥경화, 중막경화의 3가지가 있는데, 이 중 죽상동맥경화는 혈액 중의 일부 성분이 동맥 내강이 들러붙어 장차 덩어리가 되고 이 때문에 동맥 내강이 좁아지는 동맥경화를 말하는데, 일반적으로 단순한 동맥경화라고 말하는 동맥경화는 대부분 이 죽상동맥경화를 의미하는 것이다.

죽상동맥경화로 동맥의 내강이 좁아지면 혈액의 순환 저하로 각 조직과 장기에 공급해야 할 산소와 영양이 부족하게 된다. 그 결과 죽상동맥경화가 진행하여 동맥내강이 완전히 막혀버리면 산소와 영양을 공급받지 못한 장기는 회사되어 기능 상실이 된다. 이와 같은 현상이 뇌동맥에 발생하면 뇌경색이 되고 심장 심근 관상동맥에 발생하면 협심증이나 심근경색이 일어난다.

그러나 이와 같은 혈류 중단 상태가 지속하는 경우는 거의 없고 동맥의 작용에 의하여 다시 혈액을 보내는 되풀이를 하나 동맥벽의 상처 부위에 콜레스테롤, 피브리노겐, 혈소판, 칼슘 등이 침투하게 된다. 특히 콜레스테롤 등의 지방에 의해 황색의 반상을 이르는 변화가 발생하는데 이런 현상을 선상 지방 반이라고 한다. 선상 지방 반이 발생하면 포말 세포가 형성되어 동맥의 중막을 구성하고 있는 평활근 세포와 림프구가 지방을 끌어들이기 때문에 형성되는데 내막이 비대해지는 것은 주로 콜레스테롤의 침입에 의해 평활근 세포가 증식하여 내막으로 스며들기 때문이다.

그 결과 결합조직의 성분이 만들어져서 섬유반이 형성된다. 그러므로 동맥벽은 비후해지고 굳어져서 탄력성을 잃게 된다.

이 밖에 세 동맥에 회사와 동맥류라 발생하는 경화로 뇌, 신장, 망막 등에 발생하는 증세인데 고혈압의 지속 상태를 방치하는 데에서 많이 발병한다.

## 증세

지끈지끈한 두통, 지속적인 두통, 현기증, 사지 저림, 흉통 등이 있으나 대부분은 경미한 증세이거나 무증상일 때가 많다.

## 치료 또는 투약해야 할 지병

- 콜레스테롤 치수가 높은 경우
- 고혈압이 있는 경우
- 당뇨병이 있는 경우
- 심장병이 있는 경우
- 신장병이 있는 경우
- 고지혈증이 있는 경우
- 고요산증이 있는 경우
- 비만증이 있는 경우
- 뇌졸중의 기왕력이 있었던 경우

## 진찰

진찰은 우선 동맥경화증의 중요한 영향을 주는 당뇨병, 혈액 중의 지방, 고지혈증, 고요산 등의 유무를 검사하나 이 밖에 선행적으로 비만의 정도,

맥박 수, 부정맥의 유무, 심장의 잡음, 심장의 크기, 눈꺼풀 등의 황색종과 마비의 유무 등도 면밀하게 검사한다.

또 흉부 X선 검사로 동맥경화, 심장비대, 신장의 위축 등을 알아낸다. 심근 관류 검사는 방사선 동위원소로 알 수 있고 뇌출혈이나 경색은 CT 스캔으로 알 수 있다.

### 치료

동맥경화증을 예방하거나 치료제는 아직 개발되어 있지 않고 있는 실정이므로 후기 한 생활의 각종 규제와 주의사항을 엄수하며 동맥경화증을 조장하는 각종 질환을 치료하는 것이 최선의 대책이 된다.

특히 동맥경화증은 동맥경화 인자가 되는 지병이 많으면 많을수록 가속화로 악화하므로 지병 치료에 최선을 다해야 한다.

### 예방과 주의

- 중년 이상과 고령자는 주의할 것
- 감염식을 할 것
- 지나친 지방식을 피할 것
- 가급적 스트레스를 받지 말 것
- 가벼운 운동을 매일 할 것
- 금주, 금연할 것
- 고른 음식을 섭취할 것
- 종합 비타민을 적당히 연용할 것

# 간장질환

# 전격성 간염

급성 간염을 앓고 있는 중에 급격히 간장 전체에 심한 간세포의 회사로 의식장애를 비슷한 급성 간부전 증상이 나타나 짧은 시간 내에 치명적일 수도 있는 질환으로써 예후가 가장 나쁜 간염을 말한다. 전격성 간염은 간염 바이러스 감염으로 병세가 갑자기 악화하여 일어나는 것으로 B형 간염이 약 2%로 제일 많고 A형 간염이 약 1% 비A, 비B 간염이 약 1~2%로 이 같은 바이러스에 의해 전격성 간염이 일어나는 것으로 알려지고 있다.

그러나 전격성 간염의 전반이 수혈 후 감염에서 발병하는 것으로 경구 감염과 수혈 후 감염과의 관계에 대해서는 아직 이렇다 할 설은 없다. 이 밖에 휘발성 마취제인 할로탄 등의 약제로 인한 간장 장애로부터 일어나는 전격성 간염도 있다.

증세는 대단히 중증으로 구역, 구토, 전신권태, 고열, 복통, 의식장애, 간 위축증 등이 나타나고 검사에서 심한 간세포 기능 저하가 나타내는 소견을 볼 수 있다. 초기에는 GOT GPT가 뚜렷하게 증가되지만 말기에는 반대로 감소한다.

황달이 나타나면 병은 보다 악화하여 증세도 심해진다. 의식장애로 헛소리를 하며 손으로 허공을 내젓는 등 한동안의 흥분과 착란 상태에서 점차 의식이 흐려져서 혼수에 빠진다.

특히 황달이 있기 전에 혼수에 빠졌을 때에는 전격성 간염에 이한 혼수라는 진단이 어려우므로 간염의 병력이 있고 전신권태로 기진맥진한 느낌, 발열은 전격성 간염의 발병 가능성이 있는 단서가 되므로 지체 없이 병원으로 이송해야 한다.

전격성 간염이 발생하는 것은 대개 급성 간염 발병 중에 정신적으로나 육체적으로 무리하면 발생한다고 하나 정확한 것은 아니다. 원인은 면역 반응이 지나치게 작용한 결과 발생하는 것으로 보고 있다.

### 진찰

의사의 관찰에서 의식 상태의 비정상, 눈동자의 흐림 간성 약취, 출혈 경향 등으로 조기 발견에 도움이 된다. 그러나 정확한 검사를 하기 위해서는 혈액을 채취하여 응고 인자인 프로트로빈 시간의 연장 혈청 총단백 알부민, 콜레스테롤치의 저하 간 기능을 나타내는 GOT GPT 치수가 오히려 낮은 치수를 나타내고 비리르빈치의 상승에 따른 황달 등 여러 각도로 검사한다.

그러므로 황달이나 소화기 증세를 나타내는 간염은 전격성 간염으로 이행할 수 있는 가능성이 있기 때문에 입원치료를 하는 것이 절대적이다.

### 치료

전격성 간염에는 안정이 무엇보다 중요하므로 입원치료를 해야 한다. 그리고 균형 있는 고칼로리 음식을 섭취해야 한다.

그러나 구역, 구토로 식사를 할 수 없을 때는 정맥을 통해 탄수화물을 공급하고 의식 장애가 있을 때에는 단백질 섭취를 1일 20g 이하로 제한해야 한다. 고단백을 대량 공급하면 의식장애가 심해져서 혼수에 빠지는 수도 있다.

전격성 간염에는 특효약이 없으므로 대증 요법이 행해진다.

가려움증이 있으면 항히스타민제가 사용되고 구역이 있을 때는 푸로메차진이나 퍼페나진이 쓰인다. 그러나 입원 중 전격성 간염이 발생하면 부신피질 호르몬제를 대량 투여한다. 또 간세포의 재생을 꾀하기 위하여 인슐린, 글루카곤의 사용 외에 청혈을 위하여 혈장 교환법도 행한다. 이와 같은 처치는 간장을 전문으로 하는 병원 의사에 의해 행해진다.

### 생활과 주의

- 정신적, 육체적 과로를 피할 것
- 고른 섭식을 할 것
- 금주, 금연할 것
- 가벼운 산책으로 비만이 되지 않도록 할 것
- 커피, 홍차, 냉면, 삼겹살 등을 피하고 육식을 하되 소량으로 소화에 지장이 없도록 할 것
- 종합 비타민을 상복하고 우라자마아드나 실리마린, 필수 인지질을 적당히 먹을 것
- 간 가수 분해물이나 메치오닌은 먹지 말 것
- 지방변이 보이면 지방 섭취도 약간 제한할 것
- 의사의 지시 없이 아미노산 점적 주사를 맞지 말 것

# 만성간염

　만성간염이란 간장에 만성 염증이 있는 상태로 이것이 6개월 이상 지속되고 있는 상태를 말한다. 병리 조직학적 소견으로 간세포의 회사와 염증세포의 침윤 정도에 따라 만성 지속성 간염, 만성 소엽성 간염, 만성 활동성 간염으로 분류한다. 원인으로는 주로 B형 간염 바이러스와 비A형, 비B형 간염 바이러스에 의해 발병하는 경우가 많다.
　만성 지속성 간염의 주요 병변은 주로 염증성 세포의 문맥역 침윤이며 만성 소엽성 간염은 염증 세포 침윤이 문맥역을 넘어 간소엽까지 침범되어 있는 상태를 말한다.
　이 밖에 만성 활동성 간염은 문맥역의 현저한 염증 세포 침윤과 섬유성 뇌전증 조직 증식으로 간 소엽상이 파괴되는 것이 특징으로 면역 기전에 의한 파괴가 주된 원인으로 간주되고 있다.
　간염을 일으키는 바이러스는 A형 간염 바이러스, B형 간염 바이러스, 비A, 비B 간염 바이러스인데, 이 중 A형 간염 바이러스는 만성간염을 일으키는 예는 없고 주로 B형 간염 바이러스와 드물게 C형 간염 바이러스 감염에 의해 만성간염이 된다. 그러나 B형 간염 바이러스가 감염하였다 하더라도 면역 부전이 없는 경우 일과성 감염으로 만성화로 진행되는 일은 없다.

만성간염 중 B형 간염 바이러스에 의해 발병하는 비율은 약 30%이고 나머지는 C형 간염 바이러스와 알코올, 약물, 윌슨병, 항 트립신 결핍 등의 원인에 의해 발병한다.

## 증세

- 전신권태
- 식욕부진
- 복부 팽만
- 소화불량
- 나른하고 쉬 지침

등의 증세가 있으나 사람에 따라 증세가 없을 때도 있다.

## 진찰

알코올에 의한 지방간이나 알코올성 만성간염은 문진이나 촉진, 타진으로 구분하기가 매우 어렵다. 물론 문진에서 음주 경력과 주량 등 참고는 되지만 정확한 진단을 위하여 혈액검사를 한다. 채혈한 혈액의 GOT 등 간 기능을 조사하는 검사를 되풀이하여 3개월 이상에 걸쳐 이상치가 계속되고 지방간이나 알코올성 간 장애가 아닌 것이 확인되었을 때는 만성간염으로 진단된다.

## 치료

안정과 식이요법은 이 질환에 치료하는 중요한 사항이며 다음으로 약물요법이 행해진다. 식이요법으로는 술과 커피, 홍차 소화불량을 일으킬 수 있는 음식을 제외하고는 고기, 생선, 우유, 달걀 등 동물성 단백질을 먹어도 좋다.

약물로는 우라자마이드, 필수인지질, 간 가수 분해물, 종합 비타민 등을 연용하면 좋다. 이 약들은 아무리 장기 연용하여도 부작용이나 몸에 해로운 약이 아니며 장기 연용하면 오히려 사소한 질환도 낫는 수가 있다.

## 생활과 주의

- 금주할 것
- 지나치게 많은 지방식을 피할 것
- 단백질을 많이 섭취할 것
- 커피, 홍차, 생강, 겨자 등 자극성이 강한 음식을 피할 것
- 과로하지 말 것

# 지방간

지방간이란 간장의 중성지방이 과잉적으로 축적된 현상을 말하며 정상인의 간장은 습중량의 2~4%의 지질을 함유하고 있는데 이에 비하여 습중량이 10% 이상이 되면 조직학적으로 지방 소적이 나타난다. 종전에는 지방간 환자가 크게 많지 않았지만 근래에 와서 증가 추세에 있는데 이는 섭식 생활과 관련이 큰 것으로 보고 있다. 이 병은 증상이 가벼우므로 방치하는 수도 있는데 이를 장기간 방치하면 간경변이 되는 수도 없지 않으므로 치료해야 한다.

일반적으로 비만한 사람에게 많이 볼 수 있으며 돌연사(급사)한 사람의 간생검에서 지방간의 과잉 축적을 볼 수 있어 급사의 원인 중 하나인 것으로 인증하고 있다. 이 질환은 동통이나 자각증상이 거의 없어 본인도 모르고 경과하는 경우가 많다. 특히 지방간은 간 기능 검사로 발견되지 않으며 중증일 때만 나타난다. 조기에 발견하여 투약하면 유효하지만 방치하여 장기간 경과하면 간경변이 되어 난치 또는 불치의 질환으로 이행한다.

원인으로는 간장 속의 중성지방이 체내의 타 부분에 이용되기 위하여 혈액 내의 운반에 지장을 받을 때 발생하며 간장 내에서 지방 합성이 잘

되지만 그 지방의 이용이 장애를 받아 축적되는 경우 등을 볼 수 있다. 그러나 이 모든 것이 겹쳐서 오는 경우는 중증의 경우이며 어느 하나에 국한되는 경우는 경증일 수 있으나 일반적으로 비만한 사람의 약 30%가 지방간의 지병자라고 한다. 이 밖에 당뇨병의 지병자도 약 20%는 지방간에 이환된 것으로 인식되고 있다.

## 증세

이 병은 사람 차가 많으나 권태감, 피로, 소화불량, 식욕부진, 황기 등이 있을 뿐 특이할 만한 증상은 크게 없다.

## 치료

알코올 섭취를 엄금하고 적당한 운동을 해야 하며 지나친 지방식을 대량 섭취하는 것은 금해야 한다. 아직까지 지방간에 탁월한 약재 개발이 되어 있지 않지만 다소 효과가 있는 약재로는 우라자마이드, DDB 등이 있으나 약에 의존하여 지방간을 치료하고자 해서는 안 된다.

## 생활과 주의

- 알코올은 엄금할 것
- 상당량의 운동을 할 것
- 가급적 지방식을 제한할 것
- 과식하지 말 것
- 부신피질 호르몬제의 복용을 금하며 비스테로이드제제, 알카로이드를 함

유한 한약 피라조논 유도체 등 대개의 진통제를 금하나 불가피할 경우는 2~3일 이상을 연복하지 말 것

# 간경변증

간경변증이란 간세포의 장애와 결합조직의 증가에 의하여 간장의 전체가 굳어지고 축소되는 질환, 이로 인한 간 기능의 지나친 저하로 대사장애 문맥역의 염증과 혈류 장애 등이 일어나는 복잡한 질환이다.

간세포는 상당한 손상을 받아도 왕성한 재생력에 의해 원상으로 회복하는데, 재생을 되풀이할 수 없는 지속적인 상해를 가하게 되면 정상적인 세포 구성을 상실하여 여러 형태의 결절이 일어나 간장 전체에 미친다.

간장이 굳어지면 울퉁불퉁한 모양의 결절이 발생하고 정상적인 세포 구성으로 회복되는 경우는 없다. 이와 같은 형태는 간장 부위를 손으로 만져보아도 곧 알 수 있는데 그 크기의 정도에 따라 대 결절성 간경변과 소 결절성 간경변으로 분류하는데 대개 바이러스에 의한 경우는 소 결절성 간경변이 대부분이고 알코올에 의한 경우 대 결절성 간경변이 많다.

이와 같은 형태 변화가 있어도 어떤 것은 정상적인 간장과 다름없이 작용을 유지하는 것도 있으나 대개는 극도로 작용이 저하하여 병상생활을 하게 된다.

간경변의 원인은 B형 간염바이러스 감염이 장기간 지속되어 발병하는 예가 가장 많고 알코올성 간염에 의해 발병하는 것도 많다. 그러나 우리나라의 경우 주로 B형 간염 바이러스 감염이 주원인이며 간경변 환자의 약 70% 이상에서 혈청학적 검사상 B형 간염바이러스의 표면 항원이 발견되어 감염이 진행 중인 증거를 찾을 수 있다는 것이다. 이 밖에 비A형, 비B형 간염 바이러스도 상당수 관여한 것으로 보고 있다.

간 기능의 이상이 전혀 없는 잠재성 간경변 환자의 4명 중 1명은 간경변이 있어도 정상 기능을 유지할 수 있는 경우가 많은데 이와 같은 경우 간의 능력은 포용력이 강하므로 간경변이 있어도 정상적인 기능을 유지할 수 있는 것이다.

## 증세

증세가 전혀 없는 사람도 많으나 일반적으로 만성간염과 유사한 증상을 보인다.

- 피곤
- 전신권태
- 구역
- 식욕부진
- 소화불량
- 황달
- 잇몸출혈
- 코피가 쉽게 남
- 성욕 감퇴
- 여성의 경우 무월경
- 안색이 흑갈색으로 거칠어지고 눈 흰자위에 황기가 나타난다
- 목이나 가슴에 거미줄 같은 혈관이 생긴다

- 겨드랑이 털이 빠진다
- 남자의 경우 여자의 젖과 같이 커지며 고환이 적어진다
- 손바닥이나 발바닥의 혈관이 확장되어 벌겋게 보이며 치질이 생긴다

 이 병의 말기 증상은 간세포의 기능장애와 합병증인데 전술한 증상 없이 합병증으로 간경변을 발견하는 경우도 있다. 합병증은 간의 구조가 파괴되므로 정상적인 혈액순환이 안 되어 문맥압의 상승이 발생한다. 그 결과 비장이 비대해지며 복수와 더불어 부종도 동반한다. 문맥압 상승으로 식도의 정맥이 파열하므로 토혈을 하거나 흑변, 즉 혈변을 보기도 한다.
 장에서 흡수된 독소인 질소 물질이 간에서 처리할 수 없으므로 전신에 퍼져 뇌로 유입되어 혼수에 빠지게 되는데 이를 간성혼수라 한다.

## 진찰

 진찰은 우선 안모 관찰과 촉진을 한다. 전문 의사라면 안모 관찰에서도 병의 유무는 관찰된다. 그러나 황달의 관찰과 목, 가슴에 거미줄 같은 혈관종의 유무를 조사하고 우측 간장 부위에 딱딱해진 간장을 잡아볼 수 있다. 또 좌측 비장의 크기 등을 조사하고 복수와 다리 부종의 정도를 관찰한다. 이와 같은 검사가 끝나면 병의 정도를 정확히 알기 위해 간 기능 검사를 행한다.
 간경변은 혈액검사 소견에서 혈청 알부민이 떨어져 있으며 비리루빈치가 상승되어 있다. 또 출혈의 경향이 있는 푸로트롬빈치가 떨어져 있을 수도 있고 비장의 기능 항진으로 인한 백혈구나 혈소판 감소도 볼 수 있다.
 그렇다고 간경변 환자 모두 이와 같은 소견이 다 나타나는 것이 아니므로 내시경 검사 소견에서 식도나 위에서 정맥류가 관찰되어야 간경변으로 진단한다. 그러나 보다 정확한 진단은 복강경 검사, 간 생체검사를 한다.

## 치료

치료는 병세에 따라 다르나 일반적으로 별 증세가 없는 안정된 간경변 환자가 많고 다음으로 복수와 부종을 수반하는 경우이며 이 경우가 보다 심해지거나 특별히 암모니아 등의 질소 화합물이 뇌에 축적되면 간성뇌증으로 혼수에 빠진다. 이 밖에 식도 정맥류의 파열로 출혈을 하는데 많은 양의 토혈은 치명적일 때가 있다.

일반적으로 안정된 무증상의 간경변의 경우는 우선 고른 영양식을 해야 하며 지방식의 대량 섭취는 바람직하지 않다. 피곤할 정도의 운동은 피하고 폭식은 더욱 유해하다. 약은 우라자마이드나 필수인지질, 실리마린 비타민 등의 적당한 복약도 병의 진행을 늦추어 준다.

복수와 부종을 수반한 간경변은 혈청단백 특히 알부민 감소로 체내 수분이 축적하기 쉽기 때문에 알부민이 감소하면 강력한 이뇨제 투약에도 복수와 부종이 해결되지 않는다. 그러므로 알부민 치 검사를 하여 알부민과 이뇨제를 같이 사용하면 복수와 부종의 조절이 된다. 그러나 염분은 복수와 부종을 조장하므로 엄격히 제한해야 한다. 약으로는 역시 우라자마이드나 필수인지질, 실리마린, 종합 비타민 등을 적절히 투약한다.

그러나 간성뇌증을 일으켰던 경험이 있는 경우는 단백질이 장내 세균에 의해 분해될 때 대사산물인 암모니아가 발생하므로 락트로스를 복용하여 장내 세균총을 변하게 해야 한다. 이와 같이 락트로스 사용에 의해 체내 암모니아 농도가 저하하게 된다.

이 밖의 약제는 전술한 약제를 적절히 투약하되 메치오닌이나 간 가수분해물, 건조 간말 등을 투약하면 간성뇌증을 조장하므로 엄금해야 한다.

또한 신경전달 물질의 작용을 저해하는 아민류가 관여한다고 보고 L 도파를 사용하기도 한다. 이 밖에 식도 정맥류 파열로 토혈을 일으킬 때는 응급을 요하므로 지체 없이 병원으로 이송해야 한다.

토혈의 정도에 따라 곧 수혈하고 피트레신 등의 혈관수축제를 사용하고 식도 탐폰을 이용하여 지혈을 해야 한다. 만약 내과적으로 불가능할 때는 외과적인 수술로 식도이단술을 하거나 내시경을 이용하여 식도의 정맥류에 경화제를 주입하여 정맥류를 폐색시키는 방법도 이용되고 있다.

### 생활과 주의

- 편식을 하지 말며 균형 있는 섭식을 하고 전술한 증세에 맞춰 단백식과 지방식의 구분을 하여 의사의 지시에 의해 많이 먹거나 제한할 것
- 술, 담배는 절대 금할 것
- 비만이 되지 않기 위하여 지나치게 많은 칼로리를 대량 섭취하지 말 것
- 담당 의사와 항상 상의하여 지시에 따를 것
- 복수 부종을 조장하는 과염식을 하지 말 것
- 간성뇌증의 기왕력이 있었던 환자는 단백식을 제한하고 메치오닌, 간 가수 분해물, 건조 간말을 엄금할 것
- 한약(보약)을 먹지 말 것
- 진통·해열제는 의사의 지시 없이 함부로 먹지 말 것

# 황달

　혈액의 성분인 혈색소의 대사산물인 비리루빈이 증가하여 피부, 눈 흰자위가 황색으로 변하는 것을 말한다. 비리루빈은 적혈구가 120일간의 수명을 다하고 파괴된 후 생기는 것으로 간장에서 처리되어 담즙과 함께 소변을 통해 배설된다.
　황달은 주로 간염이나 간경변증과 같은 간장병이 있을 때 간세포가 손상되어 비리루빈을 처리하는 기능이 떨어지므로 혈액 속에 비리루빈이 축적되어 황달을 나타낸다. 황달은 육안으로 황염과 황뇨를 배설하고 있으므로 황달이란 병명이 붙여졌을 뿐 진단명은 아니다.
　황달의 유형과 원인은 간장성 황달 용혈성 황달, 간세포성 황달, 폐쇄성 황달 등의 여러 가지 원인 질환에 수반하여 발생하는 하나의 증상이다. 황달은 햇빛이 없는 전등이나 형광 등에서는 정확하게 구분되지 않으며 햇빛 아래서 정확히 관찰된다.
　황달에서 흔히 소양증이 있는 것은 피하에 답즙산이 축적되어 있기 때문으로 인식되고 있다. 황달은 피부 및 소변 배설르 진한 황색뇨를 볼 수 있고 눈 흰자위에 황염이 되어 있으므로 육안으로도 거의 진단이 가능하다. 그러나 감귤이나 당근의 연일 과다 섭취로 카로틴이 피부에 축적하여 황달과 같은 황염이 일어날 수도 있는데 자세히 관찰해 보면 아무리 황염이라 할지라도 눈 흰자위에는 황염이 없는 것이 특징이며 소양증도 전혀 없다. 비리루빈은 혈액의 수명이 끝난 적혈구의 파괴로 매일 약 250mg 정도 생긴다.

혈액이 간을 통과하는 동안 비리루빈은 세포 내로 흡수되어 생화학적 반을 거치므로 수용성 포합형 비리루빈으로 변하여 담즙으로 배설되거나 신장을 통하여 대소변으로 배설된다. 장내로 배설된 비리루빈은 장내 세균의 대사로 말미암아 유로비리노겐으로 변하며 장내 유로비리노겐은 거의 흡수되어 문맥을 통해 다시 간으로 유입된다.

이렇게 비리루빈이 간과 장 사이를 되풀이 순환한다.

## 분류

황달은 여러 가지 원인 질병에 수반하여 발생하지만 대별하면 다음과 같다.

- 간 세포성 황달
- 용혈성 황달
- 폐쇄성 황달

간 세포성 황달은 모든 황달 중에서 제일 많은 황달로 간성황달, 간 실질성 황달이라고도 한다. 주로 바이러스성 간염이나 알코올성 감염 또는 간경변증에서 볼 수 있는 황달이다. 간세포가 변성되고 회사되어 간세포에서 비리루빈 대사 이상이 나타난다. 혈중 비리루빈은 알부민과 결합되어 간세포로 운반되는데 간세포에 흡수된 비리루빈은 글루쿠로닐 트랜스페라제라는 효소에 의해 포합형 비리루빈으로 변한다.

이때 간세포 손상으로 배설 장애가 일어나 혈중으로 비리루빈이 역류하게 되어 혈중 포합형 비리루빈량이 증가한다. 간 질환의 경우 심한 황달은 간세포의 손상이 심한 것으로 보아야 한다.

용혈성 황달은 적혈구가 대량으로 파괴되는 질환의 경우 발생하는 황달이다. 적혈구에는 헤모글로빈이 함유되어 있는데 이 적혈구가 파괴되면 헴과 그로빈으로 분해되고 헴 성분이 비리루빈으로 변화하여 황달이 된다. 용혈성 황달은 선천성인 것과 후천성인 것이 있으며 일반적으로 빈혈을 동반한다.

폐쇄성 황달은 간외성 폐쇄성 황달과 간내성 폐쇄성 황달로 분류한다. 간외성 폐쇄성 황달은 담도계 담관이 폐색이나 협착이 일어나 담즙이 혈액 내로 역류하므로 황달이 나타나는데 이 경우는 주로 결석이나 종양에 의해 폐쇄되어 나타난다.

그러나 간내성 폐쇄성 황달은 급성 간내성 폐쇄성 황달이 있고 만성 간내성 폐쇄성 황달이 있다. 전자는 분명한 간세포 장애이며 후자는 현미경 수준의 소엽간담관 또는 그 분지부 담관계의 변화가 주원인이 된다.

## 증세

병형에 따라 증세가 다소 다르나 일반적으로 전신권태, 상복부 불쾌감, 복부 팽만감, 빈혈, 소양증, 소화불량, 이 밖에 황달의 특징인 황염, 눈 흰자위 황염, 황뇨 또는 적황색뇨 등이 있다.

## 치료

간 세포성 황달, 폐쇄성 황달 모두 간 가수 분해물이나 우라자마이드, 필수인지질, 실리마린 종합 비타민의 경구 투약을 하면서 주기적으로 간

기능 검사를 한다.

용혈성 황달은 원인에 따라 치료하되 선천적인 것으로 무증상인 것은 방치해도 무방한 경우도 있다. 그러나 폐쇄성 황달의 경우는 원인에 따라 외과적인 치료를 해야 할 때가 많다.

**생활과 주의**

- 심한 노작과 운동을 금할 것
- 술, 커피, 홍차 등 자극성인 음료를 피할 것
- 과식을 금하고 고른 음식을 섭취할 것
- 치료 약은 꾸준히 복약하되 소양증이 심하면 의사 지시에 따라 부신피질 호르몬과 5% 포도당을 점적 주사할 것
- 황달이 소실되었다 하여 반드시 완치된 것이 아닌 경우가 많으므로 정기적으로 의사의 진찰을 받고 의사가 완치되었다 할 때까지 복약할 것

# 알코올성 간염

알코올을 지나치게 많이 연일 마시므로 발병하는 간장병으로 이 병은 간세포의 회사가 간소엽의 중심부에 나타나고 변성 회사에 빠진 간세포 내에서 알코올 유리체, 호산성 봉입체가 나타난다. 이런 상태를 방치하고 계속 폭음하면 지방간이나 알코올성 간경변이 된다. 알코올성 간 장애는 알코올성 지방간이나 알코올성 간염, 알코올성 간경변 등 3가지로 대별한다.

알코올성 지방간은 초기에 간세포 내에 중성지방이 축적되어 간세포의 대부분이 부어서 간장 전체가 비대한 상태가 된다. 소주의 경우 연일 2홉짜리 1.5병 이상 3~5년 계속하여 마시는 경우 알코올성 간염이 발병한다.

알코올성 간염은 간세포가 파괴되어 있으므로 그 주위에 백혈구가 집합하여 염증을 일으키고 있는 상태로 상습적으로 음주를 하는 사람이 소주 2홉짜리 1.5~3병을 연일 마시면 발병한다.

이와 같은 현상은 중증의 알코올 의존증이 되는 수도 있다. 여기에서 알코올의 의존증이란 알코올 섭취에 의해 마시고 싶는 강박적 욕구를 항상 강하게 의식하고 술 외에 다른 생각을 집중할 수 없는 것을 말한다. 또 신체 상태는 수전증을 비롯하여 환시, 환각도 나타나며 금주 약 20시간을 경과하면 뇌전증과 같은 발작을 일으키는 수도 있는 경우를 말한다. 알코올을 수년 또는 수십 년 연일 대량으로 마시는 사람에는 흔히 알코올성 간염에 이어 알코올성 간경변증이 온다. 이 간경변은 간세포가 광범위하게 파괴되어 있는 상태로 재생이 거의 불가능하다.

원래 간장은 재생력이 활발하여 약간의 상해를 가했다 하더라도 곧 새로운 세포로 재생하는데 이와 같은 경우는 섬유성 조직도 증가하기 때문에 재생도는 간세포가 이어지지 않고 분단된다. 그 결과 간장은 간장으로서 역할을 상실하게 되고 간 내 혈류도 나빠져서 각종 합병증을 일으킨다.

알코올성 지방간의 증세로 초기에는 특별한 자각증상은 없으나 다소 심해지면 구역, 상복부 불쾌감, 복부 불쾌감, 전신권태 등의 증세를 보이며 진찰을 해보면 간 종대가 나타난다. 흔히 수장홍반, 거미상, 혈관종 또는 반점이 일어나는 경우가 있다.

이 밖에 알코올성 간염의 증상은 상복부 동통, 구역, 구토, 설사, 전신권태, 체중감소, 발열, 황달 등의 증상을 보이며 진찰에서 현저한 간 종대가 발견되며 비종대도 수반한다. 특징으로는 흥분 등의 수전증과 사물의 판단력 결여도 나타나는데 이 경우는 단주에 의한 것인지 간성뇌증인지 한 동안의 입원으로 알 수 있다.

알코올성 간경변증의 증세는 황달, 복수, 체중감소, 간종대, 거미상 혈관종, 수장 홍반, 남성의 여성 유방증 등의 증상이 일어나지만 전술한 모든 증상이 모두 또는 동시에 일어나지 않고 1~3개의 증상만 뚜렷하게 나타나는 경우가 더 많다. 그러나 복수는 대다수 환자에게서 볼 수 있다.

### 진찰

진찰을 구체적인 문진과 촉진, 시진이 행해지는데, 시진으로는 우선 눈 흰자위를 보고 수장, 목, 어깨 등 피부, 모세혈관의 확장 여부 황달의 유무 등 섬세한 관찰을 한다. 이 밖에 중성지방 콜레스테롤, 요산치, r-GTP가 높고 GOT가 상승되어 있는가를 알기 위해 혈액검사를 한다.

또 초음파 진단, CT 스캔, 간 신티그래프가 진단에 큰 도움이 된다. 보다 확실한 진단을 위해서는 간생검이나, 복강경 검사도 시도된다.

### 치료

치료는 금주보다 더 좋은 약과 치료법은 없다. 아무리 좋은 약을 먹고 합당한 치료를 해도 음주하면서 치료되지는 않는다. 그러나 환자는 산다는 의미를 술과 관련하여 즐거움을 찾고 있으므로 가족은 단주 중의 훌륭함을 높이 평가하고 그 위대함을 환자에게 은근히 주입하며 술 생각이 날 무렵은 환자가 좋아하는 음료수를 먹도록 한다. 또 환자가 좋아하는 취미를 찾아내어 그것에 몰두하도록 협조하는 것도 좋다.

약은 일반 간장약과 같은 우라자마이드, E.P.L, 실키마린, 간 가수 분해물 등을 복용하게 한다. 그러나 알코올성 간염은 식이요법 등의 간 보호요법, 집단작업요법, 항 주정제의 내복 등을 위하여 입원하여 치료해야 한다. 특히 시아나마이드나 안타뷰스 등의 내복으로 알코올 의존 상태에서 탈거할 수 있다. 그러나 전격성 간염과 같은 중증이 되는 수도 없지 않으므로 간 보호요법 외에 스테로이드제나 인슐린 요법도 필요하다.

### 생활과 주의

알코올성 간염은 주정에 의하여 발생한 질환이므로, 원칙적으로 단주할 것.

## 매일 음주하는 사람에게 다음과 같은 증상이 있으면 진찰을 받을 것

- 식욕이 떨어지며 지방질 음식이 싫고 구역이 날 때
- 술이 맛이 없고 주량이 떨어질 때
- 술 마신 이튿날 아침 숙취가 오래갈 때
- 성생활이 약해졌을 때
- 오른쪽 복부가 무겁고 답답할 때
- 목덜미, 가슴, 어깨 등에 홍반이 있을 때
- 수장 홍반이 있을 때
- 살결이 검어졌다고 할 때
- 남성이 여성 유방증이 있을 때

## 치료해야 할 증세

- 눈의 흰자위가 황색으로 보이며 얼굴 피부도 황색이면서 소변이 노랗게 될 때
- 얼굴과 다리가 부을 때
- 배가 부르고 약간 숨도 차며 배에 물이 차 있는 것 같을 때
- 손이 떨릴 때
- 밤에는 잠이 오지 않으면서 낮에 잠이 올 때
- 흑변을 볼 때
- 별일을 한 적이 없는데도 늘 피곤하고 나른할 때
- 약간의 토혈이 있을 때
- 기억력이 극도로 감퇴할 때
- 적은 양의 밥을 먹었는데도 배가 심히 부를 때
- 입에서 악취가 난다고 남이 말할 때
- 우측 배를 만지면 단단한 것이 잡힐 때

- 허리끈을 세게 매면 갑갑하고 숨이 찰 때
- 소변 색이 검고 소변이 차도 잘 나오지 않을 때
- 배는 부르고 팔다리에 살이 빠질 때

# 바이러스성 간염

바이러스성 간염이란 A형 간염 바이러스, B형 간염 바이러스, 비A, 비B형 등의 간염 바이러스가 간장에 감염하여 간장 전체에 파괴를 일으키는 질환을 말한다. 그런데 A형 간염 바이러스나 B형 간염 바이러스는 이미 그 정체가 판명되어 있지만 A형 간염 바이러스도 B형 간염 바이러스도 아닌 바이러스균이 발견되어 이를 비A, 비B형 간염 바이러스로 명명하고 있다.

간염을 일으키는 바이러스 종류 중에는 입으로 감염하는 것과 수혈에서 감염하는 것이 있다. 입을 통해 발병하는 것은 대개 집단 발병 하는 것으로 유행성 간염이며 혈액을 통해 감염하는 것은 혈청간염이라 한다. 또 경구를 통해 감염하는 간염은 잠복기가 짧으며 수혈을 통해서 감염한 간염은 잠복기가 길다.

그런데 A형 간염 바이러스는 유행성이며 B형 간염 바이러스와 비A, 비B형은 수혈을 통해 발병하는 것이다. 그러므로 바이러스 간염은 바이러스가 감염되지 않고는 발병하는 경우가 없고 술, 담배, 체질, 과로 등에서 발병하는 예는 없다.

그러나 간혹 가족력이 있는 경우가 있는데 이는 음식이나 식기 등에 의해 전염되는 것으로 봐야 한다. 얼마 전 유행성 간염으로 화제가 되었던 간염은 바로 이 A형 간염 바이러스에 의한 것이며 만성간염은 유행하지 않는다.

바이러스성 간염에는 급성 바이러스성 간염과 만성 바이러스성 간염으로 대변한다. 급성 바이러스성 간염은 주로 A형 간염 바이러스에 의해 발병하고 만성간염은 B형 바이러스와 비A, 비B형 간염 바이러스에 의해 발병하는데 이 밖에도 만성형에서 드물게 D형 간염 바이러스, 엡스타인바로 바이러스, 시토메갈로 바이러스 등의 감염에 의한 만성간염도 있다. 그러나 이들 모두 만성간염으로 일시적으로 감염했다가 스스로 완치되는 일과성인 것도 있고 수년 또는 수십 년간 완치되지 않고 지속하는 수도 있다.

그러나 A형 간염 바이러스에 걸리면 대개는 급성으로 발열 등 감기와 유사한 몸살 증세로 시작하여 황달, 전신권태, 식욕감퇴, 소변 색의 황적색 등의 증세가 급격히 나타나고 만성간염은 바이러스를 보유하고 있는데도 분명한 증세가 나타나지 않고 계속되는 경우가 많다.

이와 같이 만성 감염의 형태를 보이는 것은 B형 간염 바이러스 감염과 비A, 비B형 간염 바이러스 감염의 하나로 A형 간염 바이러스와 같은 만성간염 형태를 보이는 경우는 거의 없다. 그러나 어떤 간염 바이러스라 할지라도 간염을 조장할 수 있는 외부적으로 유해한 요인을 장기간 지속적으로 가해도 급성간염을 일으키지 않는다는 뜻은 아니다.

평범한 생활에서도 A형 간염의 급성으로 B형 간염, 비A형, 비B형은 만성으로 수년 또는 수십 년 간염 증세가 나타나지 않는 경우도 있다는 것이다. 그러나 특이할 만한 간염 증세가 나타나지 않을 뿐 간기능 검사에서는 이상 반응을 나타낸다.

또 어떤 형의 간염 바이러스도 중증이 되면 전격성 간염이 되는 수도 있다. 발병 빈도는 A형 간염 바이러스가 약 30%이고 나머지 40%는 비A형,

비B형 간염이다. A형 간염 바이러스의 잠복기는 약 2~6주이고 Bud 간염은 약 4~24주, 비A형, 비B형 간염은 1~16주로 알려지고 있다.

발병률이 높은 계절로 A형 간염이 겨울과 초여름에 많고 B형 간염 바이러스와 비A형, 비B형은 계절과 관계없이 연중 발병한다. 감염 경로는 A형 간염은 주로 입을 통해 감염하는데 음료수와 음식물, 식기 등의 집단사용으로 감염된다. 반대로 B형 간염, 비A형, 비B형은 분명히 수혈과 관련하여 감염한다.

## 증세

급성 간염은 안모의 황기, 소변의 적황색, 전신권태, 피로, 식욕 저하, 구역, 구토, 발열, 복부 팽만감, 소화불량 등이 일어나며 심한 황달은 경과에 따라 나타나고 전격성 간염의 위험도 따른다.

급성 간염에서 흔히 고열로 증세가 급격히 일어나는 특징이 있고 발병 초기에 안정을 취하지 않고 과로를 하는 노년층은 전격성 간염을 일으킬 수 있으므로 주의해야 한다. 비A형, 비B형 간염의 증세는 비교적 경증이며 B형 간염은 비A형, 비B형보다 약간 중증이다.

A형 간염 바이러스의 경우는 대개 20~30대에서 제일 많이 발병하고 소아인 경우는 경증으로 경과한다. 그러나 성인인 경우는 감염자의 약 1%에서 전격성 감염을 일으키며 소수에서 신장의 작용이 급격하게 떨어져 급성신부전이나 황달이 심해져서 장기화하는 수도 있고 담즙 울체성 감염 등 특수한 형을 취하는 수도 있다.

## 진찰

A형 간염의 경우 혈액검사 소견에서 간세포 파괴의 정도를 나타내는 GOT, GPT 치수가 수백에서 수천 단위로 상승하고 교질 반 속의 TTT도 상승한다. 또 황달을 나타내는 비리루빈 치수가 상승을 나타낸다. 소변 검사헤어 우로 비리로겐도 보이는데 이는 중증이다. 혈액검사에서 A형 간염 바이러스의 감염에 이환된 증거는 lgM 형 HA 항체가 혈액 속에서 검출되면 A형 간염으로 진단된다.

B형 간염의 경우는 약 1개월에 한 번씩 혈액검사를 하며 만약 6개월 이상 HBS 항원이 양성이고 HBC 항체가 높은 치수를 나타낼 때는 HBS 항원 보유자로 진단하며 이를 만성간염이라 한다.

## 치료

치료에 주체는 정신적 육체적 안정이 주요하므로 중증의 경우는 입원하여 치료하는 것이 원칙이다. 풍부한 단백식은 섭취해야 하며 칼로리가 많은 식사는 줄여야 한다.

약제로는 종합 비타민을 비롯한 우라자마이드 E.P.L, 실리마린, 간 가수분해물, 오로토산 등 많은 약제가 시판되고 있으나 이와 같은 약을 모두 투약하는 것이 아니라 병세와 체질을 감안하여 해당 약제를 2~3가지로 처방하여 투약하면 호전의 속도가 빠르다. 일반적으로 간장병에는 약이 없다 하여 투약하지 않는 경우가 많으나 이 경우는 간염 바이러스를 사멸시킬 약이 없다는 뜻이며 복수가 찬 중증인 간경화증 같은 경우에 약이 없다는 것으로 인식해야 한다.

전술한 약제들도 간염 바이러스를 사멸시키는 약제가 아니지만 원칙적으로 간장의 기능을 활발하게 하여 간장의 자생력을 높여주면 간염 바이러스도 점차 떠나게 된다. 그러나 투약은 수개월 또는 수십 개월 지속적으로 복용하는 것이 좋다. 이와 같은 간장약은 수년, 수십 년을 복용해도 부작용이 없으며 타 장기에 유해하지 않고 오히려 간 기능의 호전에 따라 사소한 질환도 같이 호전한다.

## 예방

- 조개류를 날것으로 먹지 말 것
- 유행성 간염을 일으키고 있는 지역을 가지 말 것
- 폭음을 하지 말며 애주가일 경우 1일 약 150ml 이하로 마실 것
- 의사와 상의하여 면역 글로블린을 주사할 것
- 진통·해열제를 연용하지 말 것
- 고칼로리 식사를 적게 섭취하고 고단백식을 할 것
- 한약을 먹지 말 것(알카로이드)
- 지나치게 지방(동물성)이 많은 음식물을 감식할 것

# 호흡기계 질환

# 감기증후군

　감기란 호흡기의 염증 증상과 전신 증상을 나타내는 감염증을 총괄하여 감기 또는 감기증후군이라 한다. 감기는 주로 콧물, 재채기, 기침, 목의 동통, 발열, 두통, 오한, 사지통, 전신권태 등 급성적으로 발병하여 보통 2~3일에서 스스로 낫는 것과 중증인 것은 1주일까지 가는 것도 있다. 근래에 와서 감기는 잘 낫는 가벼운 일과성인 질환으로 인식되고 있으나 감기를 가리켜 만병의 근원이 되는 것이라 했다.
　여기서 감기가 일과성인 경증의 질환에서부터 후유증을 남기는 중증의 질환으로 이환될 수 있다는 사실을 간접적으로 입증하게 하고 있다.
　물론 현대 의학으로 조기 치료를 잘하면 후유증 없이 병에서 회복하는 수도 있지만 면역력이 낮은 소아나 노약자는 지병이 있을 경우 때로 후유증을 남기는 질환이기도 하다. 감기는 학자에 따라 견해차가 많아 비염, 인두염, 후두염, 기관지염 등 상부 기도의 카타르성 염증만을 감기라고 하는 학자도 있고 또 기관지염이나 폐렴과 같은 하부 기도의 감염까지도 감기라 하는 학자도 있으나 근래 영국의 국립 감기 연구소가 정의한 바에 의하면 감기란 일군의 바이러스에 의해 발병하는 상부 기도의 감염증으로서 전염되는 질환이라고 했다. 바이러스는 여과성 병원체에 보통 세균이 커서 통과할 수 없는 경우에도 여과기를 통과할 정도로 작은 미생물로 일반 현미경으로 볼 수 없는 것인데 여기에서 홍역 바이러스나 뇌염 바이러스, 소아마비, 급성 간염 바이러스 등은 감기 바이러스에서 제외된 것으로 주로 전염성 상기도염을 일으키는 바이러스에 국한했다. 그러나 최근 알려진 바에 의하면 비말 분진, 체온 분포의 불균형 등이 발병을 조장하고 있는 것으로 알려져 있으므로 감기는 병원 미생물 감염으로 발병하는 것과 전술한 비감염성 인자의 2가지로 크게 분류하고 있다. 그러나 대부분의 감기바이러스 감염에 의한 것이며 많은 종류의 바이러스가 있고 또 그 바이러스에 따라 발병하는 형태도 달라 기술하기로 한다.

- 리노바이러스
- 코로나바이러스
- 헤르페스바이러스
- 인플루엔자 바이러스 A.B
- 파라인플루엔자 바이러스
- R.S 바이러스
- 아데노 바이러스
- 콕사키와 에코 바이러스

상기한 바이러스 중에는 호흡기가 아닌 다른 곳에 감염하여 발병하는 경우도 있는데 특히 발병 빈도가 높은 여름철의 각결막염이나 장에 감염된 유아 설사가 원인이 되는 아데노 바이러스는 소아에게 무거운 병으로 주목된다. 콕사키와 에코 바이러스는 감기증후군보다 중추신경계에 감염하여 수막염을 일으키기도 하는데 이것이 여름에 주로 발병하는 소아의 무균성 수막염으로 발열과 의식혼탁의 증세를 보이는 병이다.

이 밖에 인플루엔자 바이러스 A.B, 아데노 바이러스는 소아나 노약자에게 치명률이 높은 것이므로 예방에 최선을 다해야 한다. 특히 인플루엔자 바이러스 A.B는 유행성이 높아 사람이 많이 모인 장소를 피하고 외출 후에는 반드시 손을 씻고 양치질을 해야 하며 무리한 노동으로 인한 과로를 피해야 한다. 주로 겨울과 늦은 가을 이른 봄에 유행하나 드물게 봄과 초여름에도 유행한다. 그러나 콧물 재채기 경미한 두통 증상을 보이는 감기는 가장 발병 빈도가 높은 감기로 약 75%에 해당하며 일과성으로 2일을 전후하여 자연히 낫는다.

이 밖에 비감염으로 일어나는 감기증후군으로는 한랭, 즉 체온 분포의 불균형 알레르기성이 원인으로 작용하나 발병 빈도는 전체 감기증후군의 5%도 안 된다고 한다.

## 임상적 증세

감기증후군의 전형적인 증세는 콧물, 재채기, 비폐, 목의 동통(연하통이 없는 것), 기침, 약간의 두통, 객담 등의 급성 호흡기 증상이지만 더러 발열, 두통, 사지통, 요통, 오한, 근육통, 관절통, 전신권태, 식욕부진 등 전신 증세로 1주까지 무겁고 가벼운 고통의 경과를 겪어야 하는 병형도 있다. 이와 같이 다채로운 증세는 병원미생물이 감염한 종류에 따라 다르므로 기술하기로 한다.

## 인플루엔자 A.B 감염과 임상적 증세

소아나 노약자에게 위험한 증상으로 대개 갑자기 발열로 시작하여 수시간 내에 고열, 두통, 요통, 근육통, 사지통, 오한, 심한 관절통, 안구통, 후두통, 복근의 긴장과 동통, 식욕부진 등이 나타나고 이 병의 특징은 안면이 홍조되어 열감이 보이나 사지는 냉감을 느낀다. 구역, 식욕부진, 변비는 이 질환의 수반증이나 구토는 하지 않는다. 더러 눈에 결막충혈, 작열감, 소양감, 인두 건조감과 경미한 인두 충혈이나 후두충혈도 보인다.

이 병은 대개 고열로 시작하여 전술한 각종 전신의 동통으로 시작하지만 때로 콧물, 인두통, 기침 등의 호흡기 증세가 조금 늦거나 동시에 나타나는 수도 있다. 특히 기관지염, 폐렴의 증후는 위험한 경우이므로 입원하여 치료할 필요가 있다.

또한 농성 객담이나 혈담이 있을 수 있는데 이때는 전술한 모세 기관지염으로 간주되기 때문에 2차 감염의 여부를 관찰하여 치료해야 한다. 이 병에서 고열과 사지통, 관절통 등의 각종 동통을 수반하는 것은 이 바이러스 구성 성분인 병적인 독성 물질이 감염부위에 발생하여 혈액 속에 유입되어 전신에 순환하기 때문에 발생하는 것으로 알려져 있다.

## 일반적인 감기의 증세

콧물, 재채기로 시작하여 약간의 두통을 수반하는 것이 보통이며 때로 두통은 없는 경우도 있다. 비폐(코막힘) 재채기와 콧물이 대량으로 나온 후 물과 같은 콧물이 끈적끈적한 농을 포함한 점액성 농성으로 되어 비폐가 일어난다. 코의 점막은 모세혈관이 확장된 상태에서 약간 비후되어 있고 약간의 충혈상을 보인다. 초기에는 목이 간질거리다가 수 시간의 진행에 따라 목도 따끔거리며 아프다. 기침도 수반하며 미열과 중증도 열을 수반하기도 한다. 이때는 약간의 두통도 따르며 중증의 전신 증상은 없다. 오직 급성 비염에 의한 비폐가 때로 장기화하므로 여기에 중점적인 치료를 해야 한다.

## 인두염형 감기의 증세

이 병은 주로 목의 증상이 가장 심하게 나타나며 목의 점막은 충혈되어 부어 있다. 목의 림프절도 붓고 그곳을 누르면 심한 동통을 느낀다. 콧물, 기침도 나지만 발열은 중등도에서 상당한 고열로 경과하는 수도 있지만 대부분은 중등도 열로 경과한다.

원인 감염체는 주로 연쇄상 구균이나 아데노 바이러스 감염에 의해 발병하기도 하며 다른 바이러스에 의해 발병하는 경우도 있다. 발병률은 주로 소아에게 많다.

## 결막염형 인두염의 증세

중등도이거나 그 이상의 고열이 나며 한쪽 또는 양쪽 눈에 결막염이 일어나고 진득진득한 농성 눈곱이 낀다. 바이러스와 세균의 구별은 증세를 통해 간별 진단을 할 수 있으나 세균의 감염일 때 그 세균의 종류를 알아내기란 쉬운 일이 아니다. 이 병의 증세는 인두염이 심하고 인두통도 심한 데다가 한쪽 눈 또는 양쪽 눈에 결막염이 발생하는 점에서 타형과 구분된다.

아데노 바이러스 감염이 원인체가 되어 일어나는 병형의 특징이다. 이 밖에 가정에서 구별되는 후두염 그리고 편도선염의 구분은 후두염의 경우 연하통이 적거나 없는 반면 편도선염은 연하통이 격심하다. 편도선염은 주로 인체에 감염되기 쉬운 연쇄상구균이나 포도상구균이 대표적으로 잘 감염되며 때로 미열, 경미한 오한, 식욕부진 등이고 주로 연하통을 크게 호소할 분 콧물, 재채기, 비폐 등의 감기 증상이 없는 특징이 있다.

### 치료

아직까지 감기 바이러스를 사멸하거나 억제하는 항바이러스 약제가 개발되어 있지 않으므로 감기를 근본적으로 완치하는 약은 아직 없는 실정이다. 그러나 의계는 지금도 이 항바이러스 약제 개발에 각축을 벌이고 있는 것으로 알고 있다.

그런데 수백 종의 감기 바이러스가 몇 개의 약제 개괄로 모든 감기 바이러스를 다 억제한다는 것은 미지수로 지켜볼 수밖에 없는 실정이다. 다만 마이코프라스마, 클라미디와 같은 세균이 원인이 되는 감기증후군에는 항생제가 유효하므로 사용되나 이들 감염이 원인이 되는 감기증후군은 모든 감기증후군의 5%밖에 안 되는 실정이고, 보면 확진 없이는 항생제 남용은 금물이 아닐 수 없는 것이다. 따라서 감기증후군의 치료는 아직 대증요법이 주체가 될 수밖에 없는 것이다. 그러므로 일반적인 감기로써 콧물 재채기는 이들을 억제하는 항히스타민제가 사용되며 고열, 두통, 오한, 근육통, 사지통 등에는 그것이 어떤 유형의 바이러스라 할지라도 해열, 진통, 소염제가 사용된다.

또 기침이나 가래, 중증인 감기증후군에는 진해제와 가래를 삭게 하는 약제나 거담제가 사용되는데 이것을 대증요법이라 한다.

### 감기증후군이라 생각될 때 주의사항

감기에 걸리면 우선 안정과 수분 공급을 하고 보온을 충분히 해야 하며 찬 바람을 쐬고 다녀서는 안 된다.

가벼운 감기로써 부득이할 경우에는 반드시 방한대를 하는 것이 좋다. 그러나 중증의 감기증후군은 전술한 주의사항을 엄수해야 합병증에 이환되는 확률도 낮고 병의 조속한 완치도 기대할 수 있다.

특히 젊은 정상 건강인이 이 병에 걸렸을 경우는 주의사항을 엄수하면 약 1주 이내에 완쾌하는 예가 많지만 소아나 노약자 이 밖에 당뇨병의 지병자, 만성 기관지염, 기관지 확장증, 폐기종, 심장판막증, 심근경색증의 지병자 등 만성 심장병이나 만성 호흡기병의 지병자는 감기증후군에 이환율이 높고 이환되었다 하면 대부분 합병증으로 생명에 위험성이 있으므로 각별한 주의를 해야 한다.

## 예방

사실상 모든 병에는 예방보다 좋은 것은 없다. 그러므로 전술한 당뇨병의 지병자를 비롯한 각종 질환의 지병자는 다음 사항을 엄수해야 한다.

- 감기 유행기에는 예방 접종을 할 것
- 과로나 수면 부족을 피할 것
- 균형 잡힌 영양식을 하여 체력을 보강할 것
- 지나치게 신경을 쓰지 말 것
- 대중이 모인 자리에서 추워 떨고 있지 말 것
- 외출하고 귀가했을 때 반드시 손을 씻고 이를 닦을 것
- 가족 중 감기증후군에 걸리면 서로 거리를 유지하고 침이나 콧물이 튀지 않도록 할 것
- 반드시 집에서도 방한대를 쓰고 있을 것
- 환자의 침이나 콧물이 거실이나 방바닥에 떨어지지 않게 할 것

# 급성 기관지염

　기관지 점막에 급성 카타르성 염증이 일어나는 질환으로 바이러스나 세균 미코플라스마의 감염과 비감염으로 자극성 가스, 약물 흡입, 알레르기 등에서 발병한다. 주로 감기증후군에 잇따라 발병하는 수가 많은데 대표적인 바이러스는 파라인플루엔자 바이러스, 리노 바이러스 등이며 이들의 감염이 원인이 되는 경우가 많다.

## 증세

　이 질환의 주요 증상은 기침이며 심한 기침이 계속될 때는 기침으로 인해 가슴과 복근의 동통이 격심하여 기침을 할 때마다 심히 아프다. 열은 미열이나 약간의 두통도 수반할 때가 있다. 심한 기침은 주로 민감한 기관의 분지부에 염증이 발생하여 자극을 받으므로 일어나며 종종 기침을 할 때 안쪽 흉골이 따갑고 쓰리며 아플 때도 있다.
　이 병은 대량의 가래는 거의 없으나 만약 농성 가래가 있을 때는 세균 감염일 가능성을 고려해야 한다.

## 진찰

진찰 과정은 중증의 세균 감염이 아닐 때는 흉부 X선으로는 발견되지 않고 또 혈액검사에서도 특별한 이상을 발견하기 어려우므로 발병 과정을 비롯한 각종 병태를 참고로 하여 문진을 하는데 노련한 의사는 금방 알 수 있다.

## 치료

이 병의 대부분은 병원 미생물, 즉 바이러스 감염으로 발병하는데 바이러스의 종류가 많고 이 바이러스를 억제하거나 사멸시키는 약제가 아직 개발되어 있지 않아 대증요법이 주체가 된다. 이 병의 주된 증상이 기침이므로 진해제를 사용하여 기침을 멎게 해야 한다.

그러나 세균 감염의 확실한 진단이 내려지면 광범위 항생제를 투약하게 된다. 그렇지만 바이러스에는 항생제 투약이 아무런 의미가 없으며 원인이 바이러스든 가스 흡입이든 이 병은 잘 낫는 병으로 보통 1~4주 안에 완쾌되지만 세균 감염은 대증요법으로 완치되지 않고 때로 폐렴으로 이환되어 화농성 염증으로 지속하는 수도 있으므로 병태의 자세한 관찰이 얼마나 중요한가를 알아야 한다.

발병 초기에는 객담이 따르지 않으나 병이 다소 경과하면 소량의 객담이 있을 수 있으나 이는 이 병의 특징적 증세로 객담이 약간 발생했다 하여 세균성으로 인식할 필요는 없다. 항생제의 대표적인 약제는 독시싸이클린이나 에리스로 마이신이 적응한 약제이다. 그러므로 처음부터 많은 객담이 나오거나 누런 객담이 많을 때는 세균 감염으로 일단 의심해야 한다.

## 일반적 주의

- 절대안정 할 것
- 몸을 따뜻하게 보온할 것
- 가습기를 틀어 방안의 습도를 적당히 유지할 것
- 담배를 피우지 말 것
- 물을 많이 마실 것

# 만성 기관지염

기관지 내에 많은 점액의 생산으로 객담이 지나치게 대량으로 배출하는 만성적인 질환이다. 만성 기관지염은 객담을 배출하는 만성적 기침이 1년에 3개월 이상 계속해서 2년 이상을 나타내는 것을 만성 기관지염이라 정의하고 있다.

그러나 가래와 기침은 장기간 계속하는 병으로 폐결핵, 기관지 확장증 등 유사한 많은 병이 있으나 이와 같이 분명한 원인에 의해 발증하는 경우에는 만성 기관지염이라 하지 않는다. 오직 확실한 원인이 있으면 그 원인에 따라 병명이 결정된다.

## 원인

과도한 흡연이 직접적인 원인으로 작용하며 이 밖에 대기오염, 유년기의 감염증, 특히 홍역으로 중증 경과를 한 소아가 나이 들어 흡연하거나 오늘날 이산화황 농도, 매연 입자의 오염 등이 원인이 되어 일어난다.

그러나 정상 건강인의 경우는 섬모 운동에 의해 외부에서 들어오는 분진이나 병원 미생물을 점액과 결합시켜 후두 쪽으로 배출하여 기관의 자극을 방어하는데, 만성 기관지염은 이와 같은 방어 기능이 현저하게 저하된 내부요인에 외부적으로 계속적인 자극을 가하면 일어나는 것으로 알려져 있다. 기침이 일어나는 것은 기관지 점막에 기침을 일으키는 민감한 수용체에 쌓인 객담이 수용체를 자극하므로 일어난다.

## 병태

이 병의 특징은 주로 기침과 객담이 주 증상으로 나타나고 외부의 자극에 민감한 반응을 보인다. 초기에는 객담의 양이 적고 투명하나 오래 경과하면 점점 객담의 양도 많아진다. 이 병은 열을 수반하지는 않으나 만약 기관지에 세균이 감염하면 발열과 함께 점막이 충혈되고 농성 객담이 배출된다. 병이 보다 진행하면 기침도 격심해지고 오르막길을 오르내리면 천식도 수반한다.

## 진찰

진찰은 오직 기침과 객담이 어떤 형태로 얼마간 어떻게 계속되고 있는가를 문진하는 것이 유일한 근거가 된다.

## 생활과 주의사항

- 금연을 원칙으로 하되 담배를 피우고 있는 곳을 피할 것
- 자극성 가스나 이 밖에 비말 분진을 피할 것
- 기관지에 쌓인 객담을 배출하여 기도를 깨끗하게 할 것

**치료**

치료는 주로 진해제와 거담제를 쓰나 천식이 있을 때는 기관지 확장제도 쓴다.

# 기관지 천식

　기관지 천식이란 주로 천명음과 호흡곤란이 갑자기 발생하여 스스로 소실되는 것을 되풀이하는 질환이다. 각종 자극에 의하여 기관지의 과민반응으로 기도 전체에 수축이 발생함으로써 호흡곤란이 일어난다. 이 병은 크게 외인성 기관지 천식과 내인성 기관지 천식으로 분류하는데 외인성은 발병을 일으키는 자극이 알레르기성 항원물질에 의해 이 병을 유발하는 원인이 된다.

　외인성 기관지 천식은 주로 소아기나 청년기에 발병하고 특히 알레르기성, 아토피성 질환이 동반할 경우에 발병률이 높다. 알레르기성 가족력이 이 병의 50%나 되는 특징이 있다.

　내인성 기관지 천식은 30세 이후에 발병하는데 계절과 관계없이 지속적으로 발증하나 이 병은 주로 호흡기에 바이러스 감염성 감기나 세균성 감염에 이어 발병하고 찬 공기, 분진, 습도의 변화, 대기오염, 흡연 등의 각종 자극에 의해 발병한다.

　기관지에 자극을 가하면 기관지 주변에 있는 평활근이 긴장하여 경련을 일으켜 수축하고 기관지 점막은 염증성 부종이 일어난다. 그러므로 기관지 내강이 협착하여 호흡곤란이 일어난다. 또 협착한 기관지 내에 공기

유통이 활발하지 못하므로 피리 부는 듯한 천명음이 일어난다.

천식 발작의 특징인 '쌕쌕' 하는 소리는 기관지 벽에 붙어 있는 점액이 호흡 시 진동하는 소리로 숨을 내쉴 때 일어난다. 기관지 천식의 발작은 약 1년을 전후하여 어떤 기간 재발하는 경우가 많지만 만약 치료하지 않고 방치하면 발작 시 기관지 과민성이 가중되어 연중 발작이 계속된다.

이 병의 발병 빈도는 인구의 약 1~2%로 알려지고 있으나 우리나라의 경우 이보다 많은 것으로 알려지고 있다. 이 환자의 약 5%는 10세 이하의 소아에게 발병하고 이 중 3분의 2는 3~6세 이하에서 발병한다. 그러나 남자의 소아가 여자의 소아보다 약 2배나 많은 것으로 알려지고 있다. 이와 같이 소아에게 주로 발병하는 기관지 천식을 소아천식이라 하며 약 10~15세가 되면 비교적 발작이 일어나지 않게 되며 성인이 될 때까지는 약 5% 환자가 발작을 일으키지 않게 된다.

## 치료

치료는 전술한 각종 자극을 피하도록 하는 것이 중요하며 약제로는 크산친 유도체인 데오필린이나 아미노필린과 같은 기관지 확장제를 쓰기도 한다.

또, 증세에 따라 베타 교감신경 자극제도 쓰며 황산올시프레날린, 살브타몰, 염산 프로카테롤, 염산염 등 많은 종류가 있으나 기관지 확장제와 같이 사용하면 극적인 효과가 있는 부신피질 호르몬제가 있다. 그러나 이 부신피질 호르몬 제재는 용량 조절이 용이하지 않으며 장기 연용해서 각종 부작용이 많으므로 전문의와 상의하여 투약해야 한다. 더욱이 약은 장기 복용에 의해 각종 부작용이 있으므로 유의해야 한다. 만약 이 병이 알레르기성일 때는 항원을 조금씩 주사하기도 한다.

## 생활의 일반적 주의사항

- 본인의 금연은 물론 매연장을 피할 것
- 자극성인 가스나 이 밖에 비말 분진을 피할 것
- 찬 공기를 피하고 적절한 습도 유지를 할 것
- 감기에 걸리지 않도록 유의할 것
- 유해 분진이 많은 작업장을 피할 것

이와 유사한 질병으로 기관지 확장증이나 폐기종, 심부전 등이 있으나 이들 질환은 가역적으로 증상 호전이 되지 않는 점에서 구분된다.

# 바이러스성 폐렴

　바이러스의 감염이 원이 되어 바이러스 폐렴과 내인성 바이러스 폐렴으로 분류한다. 이는 주로 인플루엔자 바이러스, 아데노 바이러스, R.S 바이러스, 파라인플루엔자 바이러스, 리노바이러스 등 대개 호흡기계 바이러스 감염에 의해 발병하나 이 밖에 홍역 바이러스, 수두 바이러스 등도 폐렴의 원인이 된다.

　그러나 대부분의 바이러스성폐렴은 감기증후군에 뒤이어 발병하는데 특히 인플루엔자 바이러스는 유행기에 치명적일 수 있으므로 유·소아나 노약자의 공포의 대상이 된다. 인플루엔자 바이러스 유행기에는 인플루엔자 폐렴이 많이 발병하지만 산발례에서도 상당수 있다. 또한 바이러스 폐렴에서 세균성 호흡기 감염을 병발하는 경우도 상당수 있어 이때는 병은 보다 중증화된다.

　그러나 일반적으로 인플루엔자 바이러스 단독적인 폐렴일 때에는 발열을 비롯한 기침이나 객담 등의 증세가 경증으로 경과한다. 하지만 소아에게 문제가 되는 아데노 바이러스 폐렴은 중증의 양상을 보이며 치료 후도 더러 기관지 확장증과 같은 후유증을 남기기도 한다.

　특히 당뇨병, 심장판막증, 고혈압, 심장병 등의 지병자가 감기증후군에 이환되면 세균 감염의 합병률이 높고 보다 중증화로 후유증을 남기는 확률도 높다.

또한 소아에게는 홍역 바이러스나 수두 바이러스에 의한 폐렴이 일어날 수 있는데 청장년, 특히 노년기에 만성적으로 콜록거리거나 천식 증상을 보이는 것은 바로 이 홍역 바이러스나, 수두 바이러스에 이환되어 중증의 경과를 거친 현상의 하나이다.

### 외인성 바이러스와 내인성 바이러스란

외인성은 외부로부터 바이러스가 폐 속에 침입하여 발병하는 경우를 말하고 내인성은 태동기에 이미 어머니로부터 병원성 바이러스 몸 안 어딘가에 가지고 태어난 사람을 말하는데 여러 가지 지병으로 면역력이 저하되면 이 바이러스가 갑자기 증식되어 폐렴을 일으키는 경우를 말한다.

### 증세

감염한 바이러스에 따라 다르나 일반적으로 감염 후 약 1주 내외에서 발증한다. 주로 발열, 두통, 기침, 가래, 흉통, 요통, 전신권태 등의 감기와 유사한 증상이 나타나지만 이러한 증상은 비교적 가벼운 증상이다. 그러나 노약자에게는 중증의 양상을 보인다.

### 치료

치료는 감염 바이러스의 종류에 따라 달라지며 또 외인성인가 내인성인가에 따라 치료법이 달라진다.

| **외인성 바이러스의 치료**

외부에서 감염된 경증의 바이러스성 폐렴은 일반적인 대중요법이 늦어도 2주 이내에 스스로 완치된다. 이는 체내에 갖추어져 있는 면역기구가 작용하여 중화 항체를 생산하기 때문이다. 중화 항체란 바이러스를 사멸시킬 수 있는 생존상의 중요한 저항 인자이다. 그러나 증세가 중증일 때에는 입원하여 의사의 지시에 따라야 한다.

호흡곤란에 대한 산소 투여는 물론 발열, 기침, 객담 등에 대한 적절한 대중요법을 하나, 세균 감염의 가능성이 보일 때에는 항생제도 쓴다.

| **내인성 바이러스의 치료**

백혈병이나 암에 의해 면역력이 저하된 상태이므로 바이러스에 대한 항체 감마글로부린을 투여한다. 물론 비타민을 비롯한 단백질 당질을 함유한 점적 주사도 같이 하지만 원인이 된 백혈병 암 등의 치료가 근본이 된다.

## 생활과 주의

- 인플루엔자 유행기에는 반드시 예방접종을 받을 것
- 이 병의 유행기에는 사람이 많이 모인 곳에 가지 말 것
- 외출하여 귀가했을 때는 반드시 손을 씻고 양치질을 할 것
- 가족의 전염을 막기 위해 집에서도 마스크를 쓰고 대화할 것

# 세균성 폐렴

폐 속에 세균이 감염하여 일어나는 폐렴의 총칭으로 발병 형태에 따라 5가지 형으로 대별한다.
- 전형적 세균성 폐렴
- 노인성 폐렴
- 흡인성 폐렴
- 원내 감염성 폐렴
- 성인형 호흡곤란 증후군

등의 형으로 분류한다.

## 전형적 세균성 폐렴의 원인과 증세

정상적인 기관, 기관지의 점막에는 섬모가 있어 이 섬모의 운동에 의해 외부에서 침입한 병원성 세균을 분비물이 결합하여 후두로 배출하고 있다. 그런데 특히 인플루엔자 바이러스나 아데노 바이러스 감염의 감기증 후군이 발병하면 객담 배출 운동의 작용에 의해 섬모 세포가 벗어져 그 기능이 저하되므로 병원성 세균 감염이 용이하게 된다. 여기에 포도상구균, 인플루엔자 간균, 녹농균 등이 감염되어 세균성 폐렴을 일으킨다.

이 병의 특징적 경과는 우선 콧물, 후두통, 비폐, 두통 등의 감기 증세를 보이다가 오한을 동반한 고열, 호흡곤란, 흉통 등이 일어난다. 최고 고열기에는 안면홍조, 호흡곤란도 심해지고 청색증을 보인다.

심한 흉통일 때에는 흉막의 염증일 가능성이 있으며 때로 농흉으로 진행하는 수도 없지 않다. 그러므로 호흡곤란과 흉통의 정도에 따라 짐작되지만 의식혼탁이 보일 때에는 혈액의 산소 농도 부족으로 뇌에 산소 공급 부족에 의해 발생하는 증상이며 이를 저산소증이라 하는데 의식이 전혀 없을 때에는 중증이다.

## 노인성 폐렴의 원인과 증세

노인성 폐렴은 주로 당뇨병, 심장병, 신장병, 고혈압 각종 만성 호흡기 질환의 지병자에게 주로 발병하는데 이와 같은 지병자가 고령이 될수록 면역부전 즉, 저항력이 감소된다. 그러므로 감기증후군에 이환율이 높고 이와 같은 감기증후군에 이환된 것이 계기가 되어 발병하는 수가 많다.

이 병의 증세는 세균이 폐에 감염하면 대부분 고열을 수반하는 것이 특징인 데 반해 이 병은 반드시 고열을 수반하는 것은 아니다. 고열을 수반하지 않을 때 전신 증상도 경미하므로 방치하여 혼자 집에 있을 경우 때로 저산소증 반대로 고탄산가스혈증으로 의식 혼탁이 일어나 치명적일 수도 있다. 그러므로 이와 같은 노인성 폐렴에 이환된 환자가 있는 경우는 각별한 가족의 관찰이 필요하다.

호흡곤란이 심할수록 맥박 수도 높아진다. 만약 청색증이 보일 때는 위험하므로 응급을 요한다. 또한 이 환자가 심한 기침이나 농성 객담의 객출 발열 등이 만성적으로 계속되고 있을 때에는 세균성 폐렴으로 간주되지만 증세 전체는 대단한 것은 아니다.

## 흡인성 폐렴의 원인과 증세

원칙적으로 기관 기관지로 음식물이 흡입되면 곧바로 이를 밖으로 추방해 버리는 생리적 반응이 일어나지만 특이하게 이것이 기관이나 기관지 쪽으로 흡입되어 발생하는 폐렴으로 이것을 흡인성 폐렴이라 한다. 주로 유아나 노인의 식사 때 호흡 과정에서 잘못되어 흡입된 음식물이 입안의 세균과 함께 기관이나 기관지로 들어가 발생한다.

이와 같은 현상은 반신불수나 앉지 못하고 누워서 식사를 하는 사람에게 제일 많고 당뇨병, 뇌혈관 장애, 심장병, 신장병, 만성 호흡기병의 지병자의 노인에게 많이 발병한다. 증세는 황색 객담이 대량으로 증가되고 객담에서 악취가 나는 특징으로 숨을 내쉴 때 악취가 나는데 이와 같은 현상은 호흡기의 어느 부위에 혐기성 균의 감염에 의한 현상의 하나이기도 하다. 방치하면 폐 화농증을 일으킬 수 있으므로 잘 관찰하여 의사의 진찰을 받도록 해야 한다.

## 원내 감염성 폐렴의 원인과 증세

저항력의 저하로 발병하는 질환으로써 암이나 백혈병 방사선 치료를 받고있는 환자의 저항력 저하로 발병하는데 특히 입원 중에 발병한다 하여 원내 감염성 폐렴이라 한다.

원인균은 주로 클렙스엘라균, 녹농균, 세라티야 등 평소 병원성을 나타내지 않는 세균인데 저항력 저하가 되면 병원성으로 변모한다. 오늘날의 항생제로서 잘 낫지 않고 중증화하는 질환이다.

## 성인형 호흡곤란 증후군

모든 폐렴 중에서 가장 심한 호흡곤란을 호소하는 형의 폐렴으로 더러 쇼크 상태에 빠진다. 폐 이외 부위에 발생한 세균 감염의 병소 즉, 세균 독성이 혈액순환 과정에 폐까지 영입되어 발생한 질환이다.

## 치료

원인치료는 대개 항생제가 투여되고 저산소혈증이나 반대로 고탄산가스혈증으로 뇌나 전신의 산소 부족으로 야기되는 각종 병변을 막기 위하여 코로 산소를 투입한다. 또 기관지 확장제나 항엽제를 투약하여 소염을 시켜야 한다.

특히 비정상적으로 인증되는 소아나 누워 있는 중증 환자로 인정된 환자는 흡인의 우려를 막기 위하여 절식을 하고 점적 주사로 영양을 공급한다.

# 기관지 확장증

　기관지벽의 탄력 섬유와 근육층이 파괴되어 기관지 내강의 일부가 확장된 질환으로 이 내강에 객담이 축적되기 쉽고 염증이 반복적으로 일어나는 질환을 말한다. 원인에 따라 특발성과 속발성으로 분류한다.
　특발성 기관지 확장증은 대개 원인을 알 수 없는 경우와 태어나서부터 이미 발생한 상태와 태어난 후 발생한 것이 있다. 태어난 후 발생한 경우는 흔히 영유아 때 폐렴, 백일해, 홍역 등의 질환에 이환되어 발병하는 것이며 단순히 기관지 확장증이라고 하는 것은 이 특탈성 기관지 확장증을 의미한다. 소아의 기관지는 성인과 달리 안지름이 작고 호흡 시 먼지나 세균을 기관지 점막에 흡착하여 분비물과 함께 후두로 보내는 섬모상피 세포의 섬모운동이 약하므로 기관지염에 이환되면 세기관지의 내강이 막혀 앞쪽의 기관지가 확장하게 된다.
　기관지가 막혔을 때는 앞쪽 부분의 폐가 무기폐로 되어 위축하거나 섬유화가 된다. 결과 기관지 일부가 낭포상으로 부풀어 오른다. 그러므로 폐가 한참 발육하고 있는 유소아에게 폐렴이나 기관지염에 이환되면 기관지가 확장하거나 변형이 발생하기 쉬운 원인이 여기에 있는 것이다.
　그러나 속발성 기관지 확장증은 주로 성인에게서 많이 발병하는데 이는 주로 폐렴, 폐결핵, 흉막비후 등의 병으로 발병한다.

## 증세

만성적인 객담과 기침이 지속되는 것이 주 증상이다. 확장된 기관지 내강에 객담이 축적되어 있어 그것의 자극으로 기침이 나온다. 객담은 밤에 잠자는 동안 축적되기 쉬우므로 잠자리에서 일어난 아침에 주로 기침과 동시에 객담을 배출한다.

일부 증세는 평소 증상이 전혀 없다가 급격하게 혈담 또는 객혈이 일어나는 수도 있으나 폐암의 특징으로 이와 유사하지만 호흡기 질환 중 이 기관지 확장증일 경우가 월등히 많다. 그러나 폐암은 조기 발견이 중요하므로 일단 진찰을 해보는 것이 좋다.

확장된 기관지 부분에 세균이 감염하면 객담은 농증과 같은 형태로 되고 양도 많아지며 악취가 나는 수도 있다. 이와 같은 감염을 반복하면 폐섬유화가 되어 기능이 저하하므로 세균 감염은 보다 용이하게 된다. 대개 세균이 감염하면 발열을 수반하므로 발열에 따른 증상도 일어난다. 또 손가락 끝이 부풀고 손톱이 둥글게 되는 증상도 있다.

## 진찰

진단은 기관지에 조영제를 주입하고 X선 촬영을 한다. 단순히 X선 촬영만으로는 확장된 기관지가 찍히지 않는다.

## 치료

치료는 약물요법이 주체가 된다. 오늘날 우수한 항생제의 개발과 내과적인 치료의 발전으로 치명적인 경우는 없다. 특수한 경우 수술을 시도하는 수도 없지 않지만 수술을 했다 하여 확장된 기관지가 원래대로 회복하는 일은 없다. 그러므로 이 질환은 세균 감염의 원인이 되는 객담 배출이 중심이 된다. 하지만 세균이 감염되었다 하더라도 항생제의 투약으로 치료가 가능하다.

약물은 증세에 따라 다소 다르나 일반적으로 거담제를 주로 쓰며 배담을 해야 한다.

## 생활과 주의

- 객담이 기관지 내강에 존재하지 않게 하기 위하여 배담을 하여 기도를 청결하게 유지할 것
- 금연은 물론이고 방안이나 외부의 오염된 분진을 마시지 말며 매연장에 있지 말 것
- 아침 잠자리에서 일어나면 반드시 객담을 많이 배출할 것

# 알레르기성 비염 (코 알레르기)

　과민반응으로 일어나는 콧물, 재채기, 비폐 등을 보이는 비염의 하나 특정의 항원이 외부로부터 체내에 들어오면 그때 이 항원에 대한 항체가 체내에 존재하면 항원과 항체가 결합하여 항원 항체 반응이 일어난다. 항원 항체 반응이 일어나면 어떤 종류의 세포로부터 화학물질이 점막 내에 유리된다. 이 화학물질의 자극에 의해 비점막의 자율신경의 균형을 상실하며 또 부교감 신경의 작용이 과민하여 콧물, 재채기, 비폐 등이 일어나는데 특히 비폐는 혈관이 비정상적으로 확장하여 있기 때문에 발생한다.

　원인은 집 안 먼지와 꽃가루가 대표적이다. 꽃가루가 원인일 때는 연중 발병하는 경우는 없고 계절에 따라 항원이 되는 꽃가루에 의해서만 발병한다. 그러므로 아무 꽃가루나 발병하는 것이 아니라 항원이 되는 꽃가루가 있으므로 그 꽃이 피어 만발할 때만 발병한다. 그러나 집 안의 먼지가 항원일 때에는 연중 발병한다. 그러므로 집 안 먼지가 항원일 때에는 집안의 비말 분진을 말끔히 없앨 수 있다면 치료되지만 집 안의 비말 분진을 해결하기란 쉬운 일이 아니다.

## 치료

치료는 원인이 되는 항원을 없애거나 가급적 접촉하는 요인을 피하는 것이 중요하다.

약으로는 항히스타민이 있으나 효과는 일시적이다.

## 생활과 주의

- 꽃가루가 항원일 때는 발병했던 계절을 기억하여 그 계절에는 마스크를 하고 생활할 것
- 집안 먼지가 항원일 때는 가족 중 비염이 없는 사람이 가족을 외출시키고 말끔하게 청소하는 것을 매일 계속할 것
- 가급적 집에서도 항원의 접촉을 피하기 위하여 마스크를 착용할 것

# 운동기계 질환

# 신경통

 말초신경의 지배 영역에 발생하는 동통을 임상적 의미에서 신경통이라고 하는데 확실한 원인이 밝혀지지 않는 경우만을 신경통이라 하고 그 원인이 밝혀지면 원인에 따라 병명을 붙이게 된다. 신경통에는 원인 불명의 특발성인 것과 원인이 밝혀진 기질적인 것으로 대별한다.
 특발성 신경통의 특징은 평소 동통이 없다가도 급격히 심한 동통이 불과 1~3분 정도 지속하다 소실되는 되풀이를 한다. 또, 동통의 발작 부위가 비교적 일정하게 국한되어 있고 지각 장애나 근육의 위축 등은 없고 기능장애로 발증하는 것 등이다.
 그러나 속발성 신경통은 통증이 비교적 경증으로 지속적이며 동통의 부위가 일정하게 국한되어 있지 않으며 감각장애, 근력저하, 근 위축 등을 수반하는 경우가 많다. 이와 같이 속발성 신경통은 대개 그 원인이 염증, 감염, 외상, 혈관장애, 압박, 종양 등 말초신경의 기질적 병변으로 발생하지만 비교적 동통이 가벼워서 환자가 자각하지 못하는 경우도 있으나 신경학적 검사를 하면 운동장애 근육의 위축, 지각장애, 반사장애 등이 나타나는 예가 많다. 그러나 원인 불명의 특발성 신경통의 경우는 신경학적으로 면밀한 검사를 통해서도 동통 발작을 유발할 만한 병변이 분명하지 않은 경우를 말한다.

특발성 신경통의 대표적인 것은 삼차 신경통, 설인 신경통 등을 들 수 있는데 머지않아 이들 삼차 신경통도 설인 신경통도 신경학적 검사법의 진보에 따라 유발 인자의 규명이 될 것으로 보인다.

원인이 밝혀진 대표적인 신경통은 후두 신경통, 상완 신경통, 비정형적 안면 신경통, 좌골 신경통, 익구개신경절통, 대퇴 신경통, 늑간 신경통, 슬상 신경통, 폐쇄 신경통, 대상포진 후 신경통 등이 있고 아직 확실한 원인을 알 수 없는 일부 신경통도 있는데 발생 원인을 말초적 기전으로 보고 있으나 대부분의 신경통의 발병기전은 증후성에서 비롯된다. 그러므로 현재에 와서는 과거 신경통이라고 불렸던 질환의 원인이 발견되어 약물요법도 다소 다르며 대부분 외과적으로 치료되고 있다.

## 증세

증세는 신경통의 종류에 따라 부위와 동통 형태도 다르다. 삼차 신경통의 경우 안면 한쪽에 격심한 동통이 일어나는데 형태는 찌르는 듯 쑤시는 듯 급격히 수초에서 수 분간 지속한다.

설인 신경통은 동통이 목 안에 발생하는데 혀, 인두, 후두에 쏘는 듯하게 발생하며 때로 귀에까지 아프다. 또한, 후두 신경통은 한쪽 후두부, 두정부, 측두부에 동통이 발생하는 등 대개 발병 부위에 따라 병명을 호칭하게 되었다. 주로 격렬한 동통에서 둔통, 압통, 지각장애, 감각장애, 쑤시고, 저리고, 화끈거리고, 따끔거리며 쏘는 듯한 동통이 주 증상이다.

## 진찰

진찰은 원인을 알기 위해서 X선 검사를 하며 대개는 말초신경을 자극하여 동통을 일으키는 뼈의 변형, 신경 주위의 염증, 종양, 변성, 외상 등의 병변을 알아보며 동통 부위와 동통의 형태 등이 참고된다.

## 치료

치료는 원인을 찾아 치료하는 것이 근본이 되며 원인을 알 수 없는 것은 증상에 따라 항염제나 항전간제, 골격근 이완제, 종합 비타민제 등이 쓰인다.

## 생활과 주의

- 균형 있는 섭식을 할 것
- 동통 부위가 일정하고 압통이 있으면 그곳을 따뜻하게 찜질할 것
- 활성형 비타민을 복용할 것
- 동통을 일으키는 자세를 하지 말 것

# 통풍

　단백질의 하나인 퍼린의 신진대사장애로 인한 요산이 혈중에 정상 이상으로 증가하여 일어나는 대사성 질환이다. 고요산혈증이 지속되면 요산은 체액에서 용해되지 않고 신체의 여러 부위에 침착되는데 침착되기 쉬운 곳은 관절의 활막과 신장 세뇨관이다. 관절의 활막에 요산이 침착되어 자극을 받으면 급성염증이 일어나 격심한 관절 발적 등 동통이 일어나는데 이러한 현상을 통풍 발작이라 한다.
　또, 신장의 세뇨관에 요산이 침착하여 요산염이 발생하면 단백질의 재흡수가 방해되고 단백질이 소변과 같이 배설되거나 소변을 농축하는 능력이 떨어지는 경향이 있어 신장의 작용도 저하되어 신부전 현상이 일어나기도 한다.
　발병 빈도는 40대 남성에게서 많이 발병하며 이같이 중년 이상의 남성 혈액검사에서 고요산 빈도는 약 100명 중 10명 정도 발견되나 10명이 모두 고요산증에 걸리는 것은 아니고 그중 약 1~2명만이 통풍에 이환된다.
　요산이란 정상 건강인의 몸에도 약 1,000mg 이상의 요산이 존재하며 이 중 하루에 교체되는 양은 약 600~800mg인데 그중 약 70%가 세뇨관을 거쳐 소변으로 배설되고 남은 30%는 소화기계에서 파괴되어 없어진다. 원인은 주로 과음, 과식 등 무절제한 식생활을 지속하는 것이 계기가 되어 일어나는 것으로 보고 있다. 그러므로 특히 혈압이 높거나 하여 혈압 하강제인 강압 이뇨제를 지속적으로 복약하면 고요산에 이환될 수 있다.

그러나 이 질환의 실체는 유전설이 지배적이지만, 타 질환에 수반하여 요산이 비정상적으로 대량 생산되어 발병하는 경우와 신장의 어떤 병변에 의하여 요산 배설의 능력이 저하하므로 발병하는 경우 등을 들 수 있지만 근본 원인은 아직 알 수 없는 것이 더 많다. 통풍은 발작을 자주 되풀이하면 만성 통풍 발작이 되어 관해기* 없이 언제나 동통이 따른다.

만성의 경우 요산이 축적되어 결절이 생기는데 이 결절은 발가락 손가락 등 주로 통풍 발작이 많이 발생했던 관절 부근에 생기는데 동통은 경하나 요산이 침윤된 관절이 파괴되는 경우도 있다. 그러나 보다 위험한 것은 통풍의 만성화로 신장의 요산 침윤에 의해 만성신염과 신부전이 되기도 하므로 주의해야 한다.

## 증세

급격하게 발작적인 통증이 엄지발가락 밑 부분의 관절에 주로 일어나는데 발적 혹은 종창을 수반한다. 통풍 발작의 특징은 급격하게 발증하여 보통 2~3일에서 스스로 소실되나 어떤 것은 1주나 지속하다가 스스로 소실된다.

그러나 동통이 소실되어도 고요산혈증 상태는 치료되어 있지 않으므로 한시라도 동통 발작을 일으킬 수 있다. 발작이 되풀이되면 급성적인 관절염이 만성화하여 항시 아프며 한두 군데에 국한되었던 관절염이 여러 군

---

\* 통증이 없는 시기

데에 일어난다.

### 진찰

혈중 요산 측정을 하나 요산이 미량이기 때문에 측정 방법이 까다롭다. 또 통풍으로 착각하기 쉬운 류마티스성 관절염과 같은 질환이 있기 때문에 분명한 진단이 내려져야 한다.

그러나 선진국과 달리 우리나라에서는 아직 이 질환을 전문으로 하는 의사가 몇 안 되는 현실에서 내과나 정형외과에서도 취급하고 있다. 성인 남성의 경우 혈중 요산치가 1dl 중 7.5mg 이상일 경우, 성인 여성의 경우는 1dl 중 6.5mg 이상을 고요산이라 진단하나 증세도 크게 참고가 된다.

### 치료

아직 통풍의 근본 치료제나 치료법은 개발되어 있지 않지만 식이요법을 하면서 복약하면 만성화하거나 신부전 등의 위험성은 거의 없다.

약으로는 통풍 발작 시 비스테로이드 약제를 복약하고 발병 예방을 하기 위해서는 계속 푸로베네시드를 복용하면서 대사제도 같이 쓴다. 그러나 모두 의사의 지시에 따라야 한다.

### 생활과 주의

- 과음·과식을 절대 하지 말며 균형 있는 섭식을 할 것
- 혈중 요산치를 정기적으로 체크하여 의사의 지시에 따를 것
- 비만이 되지 않도록 적당한 운동을 할 것

- 혈압 강하제인 강압 이뇨제를 사용하지 말며 다른 혈압 강하제를 교체하여 쓸 것
- 물을 많이 마실 것

# 관절염

전신의 어느 곳이든 관절에 발생하는 염증성 질환을 말하나 관절염을 대별하여 감염성 관절염과 비감염성 관절염으로 분류한다. 감염성 관절염은 임균, 황색포도상구균, 용혈성 연쇄상구균, 폐렴균, 수막염균, 이 밖에 결핵균, 바이러스 등의 감염을 말하며 비감염은 통풍성 관절염, 만성 류머티즘양 관절염 등이 있다.

그러나 비화농성 관절염이 만성화하거나 발병 빈도가 높은 관절염으로 학자들의 관절염에 대한 많은 발표가 있으나 일치성이 없고 독자적인 여러 학설 주장에 그 분류도 복잡하여 관절염 기준은 명확하지 않다. 그러므로 미국 류머티즘 협회의 분류가 세계 각국에서 인용되고 있다. A.R.A에서 분류한 관절염을 약술하면 다음과 같다.

변형성 관절증 염좌로 인한 관절의 상해 또는 외상성 관절염, 대사 이상에 의한 관절증, 피부질환에 의한 관절증, 혈액질환에 의한 관절증, 관절 류머티즘과 유사한 관절질환, 종양과 관련한 관절염, 혈청병과 관련한 관절증, 내분비성 관절질환, 이 밖에 선천성 관절염, 후천성 관절염, 유전성 관절염 등으로 분류하고 있으나 명확한 것은 아니다.

또, 1983년 미국에서 처음으로 발표된 파보 바이러스설이 근래에 와서 주목되고 있는데 이 병은 퇴행성 류머티즘, 통풍성이 주된 원인이었던 관절염에 새롭게 부각되어 이 파보 바이러스가 관절 활액막에 감염하여 관절에 염증을 일으킨다는 것이 밝혀지면서 과거 원인 불명이었던 관절염의 대부분이 바로 이 파보 바이러스의 감염에 의한 것이 아닌가 하고 주목하고 있다. 그러나 이 파보 바이러스성 관절염은 면역 기능이 활발해지면 염증이 소실된다는 점이 특이하다.

이 파보 바이러스 감염성 관절염은 드물게 만성화하기도 하는데 90% 이상이 발병 후 늦어도 1년 이내에 스스로 완치되는 것으로 후유증도 남기지 않는다고 한다. 증상은 비교적 경증으로 진행하며 적당한 운동에 의해 근육 강화와 면역 글로부린을 주사하면 유효하다는 것이다.

그러나 비록 대부분의 관절염이 이 파보 바이러스와 관련이 없다 하더라도 이 밖의 미지의 독특한 바이러스가 관절에 감염하여 발병하는 것으로 보고 많은 학자들이 연구하고 있는 실정이나, 파보 바이러스는 화농하지 않는다는 점에서 비화농성 관절염의 대부분을 관련하여 생각하는 실정에 있다. 화농성 관절염은 근래에 와서 우수한 항생제와 우수한 항결핵제의 출현으로 현저히 줄어드는 상황이다.

## 증세

화농성 관절염의 증상은 발열 관절의 발적 열감 증창, 동통, 전신권태, 식욕부진 등이고 비 화농성 관절염은 만성 관절염의 대표적인 관절염으로 진행하는 경우가 많으나 이것 역시 급성형과 만성형이 있으며 급성형은 급성 류머티즘 관절염과 유사하다. 그러나 심한 발열, 발적, 종창 등이 있으면 화농성 관절염도 고려해야 한다. 만성형은 서서히 진행하여 장차 연골에 증식성 변화가 나타나며 관절부종, 관절통, 계단을 오르내릴 때 아프고 아침에 일어났을 때 손가락이 뻣뻣하고 오후에는 한층 호전하나 운동통, 압통, 관절의 뻐근함 등 경과에 따라 변형성 관절증이 된다.

## 진찰

초기에는 X선 검사 소견에 거의 발견되지 않으며 상당히 중증화되었을 때만 관절강의 협소와 골조직의 이상 현상이 보인다. 이 밖에 예후를 알기 위해서 혈액 침강 속도 검사도 하는데 속도 항진이 없으면 예후가 좋다.

## 치료

치료는 병의 증세에 따라 다르나 현실적인 환자의 건강 상태, 이를테면 건강하고 젊은 사람은 비교적 예후가 좋고 노약자일수록 난치성이다.

만약 발병이 급격하게 발생하여 조기 치료를 하면 더욱 예후는 좋다. 약으로는 비스테로이드를 흔히 복약하거나 항염증제를 쓰는데 이 중 극적인 효과가 있는 부신피질 호르몬이 있는데 부작용이 많으므로 중증일 때만 짧은 기간 사용하고 다른 약으로 대체한다. 그러나 약보다 중요한 것은 생활요법이다.

## 생활과 주의

- 병에 대해 낫는다는 자신을 가질 것
- 목욕을 자주 하며 항상 관절은 따뜻하게 하고 되도록 관절을 편 상태로 유지할 것
- 관절의 안정을 위하여 붕대를 관절에 감아줄 것
- 적당한 거리를 정해놓고 관절에 무리가 없는 범위에서 보행을 할 것

# 류머티즘성 관절염

류머티즘이란 그리스어로 흐른다는 뜻인데 고대 그리스에서 뇌에서 악액질이 흘러 관절에 괴어 염증을 일으켜 관절의 통증을 일으킨다고 생각한 데에서 유래되어 관절에 통증이 발생하는 것을 모두 류머티즘이라 부른 것이 오늘에 이르기까지 사용되고 있으나 류머티즘의 개념은 고대 그리스의 인식과는 전혀 다른 교원병의 하나로 관절에만 국한된 것이 아니라 결합 조직에 특유한 원인 불명의 유발 인자에 의해 발병하는 것으로 특히 다발성 관절염과 초기 증상으로 한군데 관절에 발생했다가 여러 관절에 발생하여 발적 부종 등의 증상을 보이며 심한 통증을 일으키면서도 화농하지 않는 관절염만을 류머티즘성 관절염이라고 규정하고 있다. 그러므로 류머티즘성 관절염과 유사한 관절염이라 할지라도 그것이 화농할 경우에는 이를 화농성 관절염이라 한다.

　류머티즘성 관절염은 대개 20~40대의 여성에게 높은 발병률을 보이며 남자보다 여자가 약 3배나 높은 것으로 통계되어 있다. 류머티즘성 관절염은 대개 만성적으로 경과하여 다발성 관절염으로 이행하는 경우가 많으며 발병 경로에 따라 다르나 일반적으로 약 6개월 이상이 되면 관절의 변형을 보이기 시작한다. 류머티즘성 관절염은 전신 증상으로 전신권태,

피로, 체중감소, 미열, 쇠약감 등으로 서서히 관절염이 일어나는 것과 어느 날 갑자기 발열, 관절통, 전신권태를 수반하는 급성적인 증세로 발병하는 유형도 있다.

류머티즘성 관절염은 대개 미열, 관절의 발적, 부종, 동통 등의 관절염의 증세가 나타나지만 특징으로 오전에 심하며 오후에는 월등히 증세 호전이 된다. 그리고 이 병은 악화기와 관해기가 있어 수개월간 악화기로 경과하다가 또, 수개월간 관해기, 즉 좋아졌다 나빠졌다 하는 반복을 한다. 이와 같이 수년을 반복하는 동안 관절 속의 연골과 뼈의 파괴 등이 발생하여 관절의 변형이 일어난다.

그러나 류머티즘성 관절염이란 관절에만 국한되는 질환이 아니라 전신성 질환을 유발하기도 하는 질환으로 각종 질병을 일으키기도 한다. 대표적인 질환으로 체중감소를 비롯하여 류머티즘 심근염, 류머티즘 심막염, 류머티즘 흉막염, 폐 섬유증, 빈혈, 피하결절, 피부궤양, 백혈구 증가, 말초신경장애 등 전신 질환이 발생할 수 있으며 이와 같은 증상은 류머티즘성 관절염의 악화기에는 각종 전신 증상도 같이 악화하고 반대로 관해기에는 류머티즘성 관절염은 물론 각종 전신 증상도 같이 호전되는 특징이 있다.

그러나 악화기든 관해기든 숨이 차고 기침이 심한 경우와 특히 흉통이 발증하면 심근경색증의 위험성이 있으므로 시급히 진찰을 해보아야 한다. 류머티즘성 관절염의 병태 생리학적 경과 과정은 초기에 관절염으로 시작하여 관절낭과 활막에 염증성 부종이 일어나며 관절강에 활액이 증가하여 연골의 약화가 일어난다. 보다 경과하여 악화하면 활막에 염증성 육아 조직이 형성되어 드디어 연골이 침식한다.

다음으로 육아 조직이 광범위하게 형성되어 연골의 파괴가 보다 진행되면서 뼈의 파괴도 같이 일어나 육아 조직의 섬유화가 일어나면 관절의 유합으로 관절의 굴신이 전혀 안 되어 특히 슬관절의 경우 보행이 불가능하게 된다.

그러나 현대의학의 진보에 따라 이와 같은 관절 유합으로 보행의 불가능을 초래하는 일이 없어졌다. 원인은 아직 확실하게 밝혀지지 않고 있으나 많은 학설이 있으므로 기술하면 다음과 같다.

- 아직 밝혀지지 않은 병원 미생물의 감염설
- 면역 이상이 있어 발병한다는 설
- 대사 이상에 의한다는 설
- 각종 영양 장애가 원인과 관여한다는 설
- 내분비의 장애 설
- 자율신경 실조 설
- 심신증 설

등의 많은 학설이 있으나 확실한 것은 아니며 임상적으로 돋보이는 것은 영양 장애, 대사 이상, 내분비 장애 등이 관여하는 것으로 보이며 근래에 와서 미지의 바이러스 감염과 면역이상설이 가장 유력시되고 있으나 최근의 파보 바이러스설도 유력시되고 있다.

## 증세

초기에는 류머티즘성 관절염의 뚜렷한 증세 없이 피로, 쇠약함, 체중감소, 미열 등의 증세가 서서히 진행하여 발병하지만 급성형은 발열, 관절통 등의 본격적인 류머티즘성 관절염의 증상을 보이는 것도 있다.

일명 만성적인 것은 일정하지 않은 경우 본인도 모르는 사이에 발병하는 수가 많다.

그러나 이 병의 특징은 아침 잠자리에서 일어났을 때 손가락이 약간 붓고 뻣뻣한 느낌이 들며 오므렸다 폈다 하는데 부자연스럽다. 이와 같은 증세가 오래 경과하면 관절의 발적, 부종, 관절의 동통 등 관절염의 형태가 일어나는데 오전에는 심하고 오후에는 수월해지는 경향이 특징이다.

그러나 류머티즘형 관절염은 관절염 단독으로만 발병하는 것이 아니라 전신적으로 여러 가지 병을 유발하는 질환으로 치명적일 수도 있으므로 주의해야 한다.

## 진찰

기침, 객담, 숨참 등의 증세가 나타나면 심전도 검사나 흉부 X선 촬영을 해볼 필요가 있다. 심근염, 심막염 등이 일어나는 수가 있기 때문이다.

이 밖에 X선 검사에 의해 관절의 변형 등 전형적인 병상을 보일 때는 쉽게 진단된다. 그러나 일명 만성적인 것으로 수년을 경증으로 경과해 온 환자는 병적 병변이 나타나지 않는 경우가 많다.

## 치료

치료는 약물요법, 기초적 보조요법, 정형외과 요법 등 3가지가 있다. 의사로는 류머티즘만을 전문으로 하는 의사가 있으므로 지시에 잘 따라야 한다.

류머티즘성 관절염의 완치는 보장되지 않기 때문에 우선 염증의 진정 요법과 기능 유지와 병형의 방지에 목적을 두고 약물요법, 정신안정, 관절의 안정, 전신의 안정, 식이요법, 물리요법, 운동요법 등을 하는데 이 같은 요법을 기초적 보존 요법이라 한다.

류머티즘성 관절염에 해당하는 약제들은 많이 개발되어 있으나 큰 도움을 주지 못하고 주로 소염, 해열, 진통 등에는 유효하다. 대표적인 약제로 부신피질 호르몬제 비스테로이드제 등 많은 약제가 있으나 부작용도 적지 않으므로 불가피할 때만 전문 의사의 지시 또는 조제한 약을 복약하도록 해야 한다.

이 밖에 물리치료법이 있으나 부작용이 없을 뿐 효과 면에서는 약물요법에 비교할 수 없을 정도로 미미하다. 그러나 물리요법 중 온열요법은 일시적으로 뚜렷한 효과가 있으며 주로 적외선을 쐬어 관절을 따뜻하게 하는데 이는 가정에서도 구입하여 할 수 있다.

기타 저주파 치료, 고주파 치료, 온 국소욕 등이 있으나 크게 기대되는 효과는 없다. 온열요법은 근육의 혈류량이 증가되어 관절의 연축이 사라지는 효과가 있고 약간의 소염작용도 있다. 그러나 이 방법은 국소 냉각으로 마비 작용이 있으므로 동통이 소실되는데, 이 방법은 아직 지켜봐야 할 것으로 보인다.

### 생활과 주의

- 발열이나 관절에 심한 염증으로 발적 부종이 있으면 하루 종일 누워서 안정을 취하면서 조심스럽게 관절 굴신 운동을 할 것
- 관절을 안정하기 위하여 부목을 대는 것도 좋으나 하루 3회 정도는 부목을 풀어 관절 굴신 운동을 할 것
- 적당한 관절운동은 필히 할 것
- 물리치료는 관절을 따뜻하게 해주는 온열요법으로 할 것
- 고른 영양식을 할 것
- 극적인 효과가 있다 하여 함부로 약물을 남용하지 말 것
- 검사 결과 면역 상태가 좋지 않은 경우 면역 회복제를 쓸 것

# 다발성근염

　이 질환의 원인은 아직까지 확실히 알려져 있지 않으나 교원병의 하나인 면역 이상과 관련되는 것이 아닌가 하고 있다. 이 질환은 신체의 중심에서 가까운 근육에 염증 및 변성이 발생하는 것을 특징으로 팔뚝, 허리, 목, 어깨, 대퇴부 등의 근육에 힘이 없어지는 질환이다.
　이 질환은 초기 치료가 무엇보다 중요하며 만약 초기에 치료하지 않고 장기간 경과하면 근육에 염증이나 변성이 일어나 근 위축을 초래하여 몸을 움직일 수 없는 기능장애를 유발한다. 그리고 이 질환은 관절염과 근육염, 뇌전증성 폐렴을 수반하는 수도 있다.
　이때는 대개 발열, 근육통, 관절통과 함께 발생하는 수도 있으며 때로 전구증상 없이 갑자기 근육에 힘이 없어지는 급성형도 있으나 대개는 서서히 근육에 힘이 없어지는 만성형이 많다.
　근력의 기능 저하는 좌우의 다리에서부터 같은 부위에 발생하여 허리, 대퇴부, 둔부 등의 장애를 유발하며 한참 동안 앉아 있다가 일어서려고 하면 근육에 힘이 없어져서 일어나지 못하는 경우가 많다. 보다 악화하여 근 위축이 일어나면 보행도 어려워져서 비틀거리는 경우가 많고 장차는 누워 있는 상태에서 일어나 앉지도 못하는 심한 근 위축의 현상이 되기도 한다. 이 질환은 남성보다 여성이 약 3배나 발병 빈도가 높은 질환이다.

또 이 질환은 피부근염과 유사한 특징적 증세로 얼굴과 관절에 홍반이 돋아 피부근염과 혼돈할 수도 있다. 폐, 심장을 비롯하여 그 밖의 내장에도 병변이 따르며 더러 악성 종양을 합병하는 수도 있다. 그러나 이 병은 조기에 발견하여 복약하면 극적으로 호전되며 치료되는 병이다.

## 증세

발열, 관절통, 근육통 때로 급격히 근육의 힘이 없어지는 급성과 서서히 힘이 없어지는 만성형이 있다.

근력저하는 좌우의 같은 부위에 일어나는데 대개 다리에서부터 시작된다. 허리, 둔부, 대퇴 부위 근육이 장애를 받을 때에는 앉아 있다가 일어서려면 못 일어나거나 극히 힘이 든다. 특히 계단을 오르내리는 데 힘이 들거나 오르내리지 못한다. 어깨, 팔뚝 등 상반신의 근육에 장애가 발생하면 머리를 빗는 일도 제대로 못 하는 경우가 된다. 또 독의 근력에 장애가 오면 반듯이 누워서 머리를 올릴 수 없게 된다.

## 진찰

혈액검사, 근전도 검사, 근생 검사 등의 검사에 따라 종합적으로 진단하지만, 이 병은 근육의 역할에 관계된 여러 가지 효소의 양이 늘어나는 수가 있으므로 혈액 속의 효소량을 측정한다. 병세 호전에 따라 혈액 속의 효소량도 정상이 되므로 치료 중에 정기적인 혈액검사를 한다.

근전도 검사로서 근육의 기능 상태를 알게 되는데 근육이 움직일 때 발생하는 미세한 전류를 포착하여 그래프를 그려내는 검사도 한다. 이 밖에 검사로써 흉부 X선 촬영, 호흡 기능 검사, 심전도 검사 등을 하여 폐와 심장 등의 이상 유무도 조사한다.

## 치료

치료는 교원병을 전문으로 다루는 병원의 의사나 신경병을 전문으로 하는 내과의사의 지시를 받고 치료에 임하나 중년 이상의 여성일 경우는 자궁암 등의 의심이 있으면 산부인과의 진찰도 같이 받아야 한다.

약으로는 주로 부신피질 호르몬제가 쓰이나 종합 비타민, A.T.P 등도 같이 복약한다.

## 생활과 주의

- 급성형은 지체 없이 입원하여 안정을 취하면서 치료할 것
- 만성형은 혈액검사를 하고 효소량을 관찰하면서 의사의 지시에 따라 재활 요법을 할 것
- 매일같이 목욕을 하여 피부를 청결하게 하여 감염이 되지 않도록 할 것
- 직사광선을 피하며 피부를 가급적 광선에 노출하지 말 것
- 충분한 단백식을 할 것

# 염좌

무리한 힘이 관절에 가해져서 정상적인 운동 범위를 넘어 관절을 잇고 있는 건이 손상된 상태를 말한다. 체중 부하를 가장 많이 받고 있는 발목이나 무릎관절에 제일 많이 발생하며 운동과 자세에 따라 어느 관절에도 발생할 수 있다.

염좌는 반드시 관절에 발생하는 것을 말하나 염좌를 일으킨 부위에 따라 여러 가지로 명명한다. 그러나 염좌란 관절을 구성하고 있는 뼈들의 상호 위치 변경이 없는 경우를 말한다. 운동선수나 노작인에게 발병하기 쉬운 목이나 허리 부분을 삔 경추 염좌와 요추 염좌도 염좌의 하나이다.

드물게 인대 파열이 심한 경우에는 관절이 비정상적인 방향으로 움직이는 현상이 나타나기도 하며 무릎관절의 경우 지나치게 심한 동통이 나타날 때는 관절 사이의 완충작용을 하는 조직이 손상된 경우로 단순한 염좌 이외의 손상을 고려해야 한다.

## 증상

경증 염좌는 통증이 수분에서 수 시간 내에 소실되어 스스로 완치되는 경우가 많지만 중증은 통증은 물론 관절의 발적, 종창, 내출혈, 열감, 활동 시 격심한 동통 등이 주증이다.

### 진찰

X선 촬영에서 탈구, 골절 등의 유무를 관찰한다.

### 치료

치료는 우선 약보다 염좌를 당한 부위에 냉찜질을 하는 것이 좋다. 찜질은 얼음찜질이 더 효과적이다. 그러나 중증인 경우는 냉찜질은 물론 그 후 염좌를 일으킨 관절을 고정하고 굴신 작용을 못하게 하는 고정요법을 해야 한다. 만약 고정하지 않고 방치하여 회복이 늦어지면 관절염의 소인이 있는 사람은 장차 관절염이 되는 수도 없지 않다.

염좌의 중증 정도에 따라 다소 다르나 보통은 4~7일까지는 부목을 대어 고정요법을 해야 한다. 운동은 물론 제한하고 복약하는데 약으로는 비스테로이드성 소염제를 쓴다. 만약 염좌를 완벽하게 치료하지 않고 고통이 없다 하여 도중에 고정된 것을 벗기고 활동하면 습관성 염좌가 되어 자주 그 관절에 염좌를 일으키는 경우도 있다. 이 밖에 중증 관절 인대의 손상인 경우에는 외과적으로 수술을 해야 한다.

### 생활과 주의

- 중경을 막론하고 염좌 부위의 관절에 얼음찜질을 할 것
- 통증 소실 후 약 하루 정도는 그 관절에 힘을 가하지 않기 위해 가급적 적

게 걸을 것
- 통증이 없어도 수일의 복약을 할 것
- 통증이 있는 관절 부위에 마사지할 것

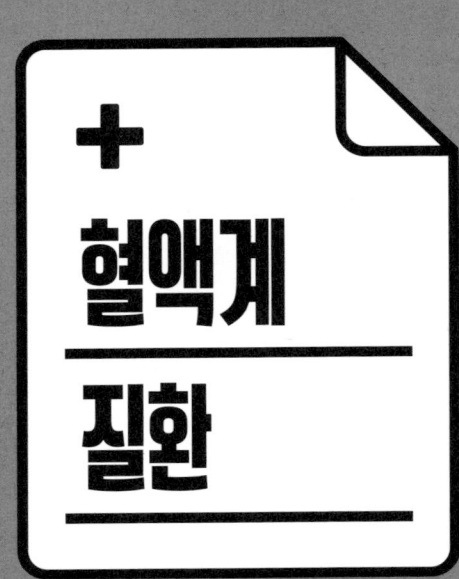

# 혈액계 질환

# 철 결핍성 빈혈

철분의 부족으로 일어나는 빈혈, 소혈구성, 저혈구성 빈혈이라고도 한다. 원인은 급성 또는 만성 출혈과 철의 흡수 장애, 철분이 부족한 오랜 섭식, 임신으로 인한 철분 수요 증가 등에 의해 일어난다.

철분은 혈색소의 주성분으로 철분이 부족하면 혈색소 생성이 안 되어 적혈구 속의 혈색소가 감소한다. 혈색소는 호흡에 의해 폐에서 산소와 결합하여 뇌를 비롯하여 전신에 산소를 공급하는 역할을 한다. 그러므로 철분이 감소하면 혈색소도 같이 감소하여 전신의 조직이나 장기가 산소 부족으로 활동이 저하되며 적혈구의 크기도 작아진다.

## 증세

빈혈, 전신권태, 안면 창백, 숨참, 가슴 두근거림 등의 증상이 일어나지만 빈혈은 일반적으로 급격히 일어나지 않고 서서히 일어난다. 그러나 심한 빈혈이 장기간 계속되었을 경우는 손톱이 뒤집어지는 경우도 있다.

또 빈혈이 심하면 연하곤란이라 하여 음식을 넘기기 어려워질 때도 있다. 빈혈의 원인에는 출혈, 월경, 임신, 분만, 수유, 철분 흡수 장애 등이 있다.

# 거대적아구성빈혈(악성 빈혈)

　거대적아구성빈혈이란 거대 적아구가 나타나는 빈혈로, 이것을 거적아구성빈혈이라고도 하는데 적혈구가 병적으로 큰 상태를 말한다. 거대적아구성빈혈은 적혈구를 생산할 때 필요한 비타민 B12 엽산의 부족에 의해 발생하는 빈혈로 비타민 B12나 엽산이 결핍되면 거대한 적혈구의 모세포가 출현하는 데에서 명명된 것이다. 그러나 거대적아구성빈혈은 비타민 B12나 엽산 결핍으로 일어나지만 이 밖에 체내에서 이것들을 충분히 흡수하지 못하는 경우가 더 많다.

　비타민 B12를 일명 시아노코발라민이라고도 하는데 이 시아노코발라민이 아데노실 코발라민으로 전환되어 비로소 흡수하고 이것의 전환을(흡수) 위해서는 위액 속에 포함된 '내인자'라는 물질의 협조가 필요한데 위축성 위염이나 위의 절제 등에 의한 내인자의 결핍이 원인이 되어 일어난다. 이 밖에 장의 질환, 임신, 항경련제의 연복, 간장병 등의 병에 수반하여 이 병이 일어날 수가 있는데 때로 시아노코발라민 결핍보다 엽산 결핍이 원인이 되는 경우가 더 많다.

## 증세

전신권태, 숨참, 동계를 심하게 느끼며 창백 등 철 결핍성 빈혈과 유사하나 특이한 것은 혀가 빨갛게 되어 따끔거리고 혀 표면이 반들반들한 증세가 나타난다. 이 밖에 식욕부진, 구역, 구토, 설사, 저산증, 무산증 등의 위장 증세도 나타난다.

또 하지가 저리거나 지각이 둔해지는 등의 증세가 나타나고 보다 심해지면 보행 곤란, 정신 이상도 나타나게 된다. 그러나 이와 같은 증세는 어느 날 갑자기 나타나는 것이 아니라 서서히 진행한다.

## 진찰

거대적아구성빈혈의 확실한 진단을 받기 위해서 혈액 전문 의사가 있는 병원에서 세밀한 검사를 해야 한다. $10ml$ 내외의 채혈을 하여 혈액 속에 비타민 B12와 엽산 함유량을 측정한다.

그러나 거대악성빈혈의 근본 원인을 알기 위해서 골수검사, 간 기능 검사, X선 검사 등 무엇 때문에 이 병이 일어나는가를 알기 위해서 보다 많은 검사를 한다.

## 치료

원인 질환이 있어 그것이 원인일 때는 원인 질환의 치료와 함께 비타민 B12 또는 엽산을 투약한다. 비타민 B12는 복약 시 위에서 아데노실 코발라민으로 전환되어 흡수하므로 주사가 보다 효과적이다. 그러나 엽산 부족일 때는 엽산을 내복한다. 이와 같은 주사나 내복약은 근본 치료가 아니므로 계속하여 투약을 해야 한다. 물론 원인 질환에 의한 수반증일 경우에는 원인치료에 의해 이 병도 호전한다.

이 병은 비타민 B12와 엽산 공급으로 급속도로 호전하나 투약을 중지하면 다시 서서히 악화되는 질환이므로 사람에 따라 평생 투약하는 경우도 있다.

### 생활과 주의

- 병이 호전되었다 하여 투약을 중지하지 말고 의사와 상의할 것
- 육류, 특히 소 간이나 돼지 간을 많이 먹을 것

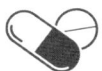

# 부록

증세로 짐작되는 각종 질환

- **간경변증**

  초기에는 전신권태, 피로감, 복부 팽만감, 황달, 식욕부진, 설사 등으로 진행하다 토혈하는 수도 있다.

- **간농양**

  간장에 화농성 병원 미생물이 감염하여 간장이 화농하는 병인데, 증세로는 고열을 수반하며 우측 상복부의 동통과 압통이 있다.
  혈액검사에서 백혈구 수의 증가를 볼 수 있고 초음파 검사나 CT 등으로 용이하게 알 수 있다.

- **간질증**

  갑자기 경련 발작을 일으키는 형에서부터 다양한 증상을 보이는 질환으로 대발작, 소발작, 소형 운동 발작, 자율 신경 발작, 정신운동 발작 등 임상적으로 많은 유형의 발작이 있다.

- **감기증후군**

  콧물, 재채기 발열, 비폐, 기침, 객담, 두통, 오한, 사지통, 전신권태.

- **갑상선 기능 저하증**

  갑상선호르몬의 분비가 부족하여 붓거나 살이 찌고 전신권태와 식욕부진, 추위, 행동 느림 등이 있으며 체온은 비교적 낮다.

- **갑상선 기능 항진증**

  식욕은 좋으나 살이 찌지 않고 더위를 느끼며 두통, 심계, 안면 열감 등이 있다. 바세도 크리제를 일으키면 발열, 구역, 구토, 전진, 불면, 흥분 등이 일어난다.

- **갱년기 장애**

  40세를 약간 지난 여성에게 발병하는 질환으로 환경 분위기 또는 그날에 따라 나타나는 증상이 다르다. 얼굴의 상기, 흥분, 두중감, 두통, 견비통, 불면, 불안, 초조, 복부의 불쾌감, 빈뇨, 발한, 동계 등이 일어나나 모두 한꺼번에 일어나는 것은 아니다.

- **거대적아구성빈혈**

    적혈구의 생산에 필요한 비타민 B12와 엽산 부족으로 일어나는 빈혈로 증세는 전신권태, 숨참, 식욕부진, 구역, 구토, 설사 등과 저산증, 무산증 등의 위장 증세도 일어난다. 또한 하지가 저리거나 지각이 둔해지며 보다 심해지면 차츰 보행도 어려워진다.

- **건선**

    경계가 뚜렷한 상태로 피부의 표면에서 약간 솟은 선홍색의 반점이 발생하고 그 위에 은백색의 인설이 부착하고 일부는 떨어진다. 아직 원인 불명이다.

- **결장암**

    약간의 설사가 계속되거나 설사와 변비가 교대로 일어나는 수도 있다. 복통, 식욕부진, 권태감, 체중감소 등 변에 피가 섞여 나오는 수도 있다.

- **경부 변형성 척추증**

    견비통과 목뒤의 동통이 발생한다. 동통은 어깨로부터 팔로 뻗어 어떤 각도로 목을 굽히거나 하면 이 증세가 보다 심해진다. 손가락의 저림과 지각 이상이 있다.

- **고부 백선(완선)**

    한쪽의 서혜부, 허벅지의 기부 안쪽에 격렬한 소양증의 윤상진이 발생하고 곧 반대쪽에도 발생한다. 윤상진은 가장자리가 융기하고 중앙부는 치유된 부분도 있다.

- **고혈압**

    초기에는 무증상으로 경과하며 사람에 따라 무증상이거나 중경의 증상이 나타난다. 그러나 급격히 혈압이 높아지면 일반적으로 두중감, 두통, 현기증, 견비통, 동계, 구역, 사지저림, 안면 상기 등의 증상이 일어나나 고혈압이라 하여 전기한 증상이 모두 반드시 일어나는 것은 아니다.

- **고혈압성 뇌증**

    두통, 두중감, 견비통, 현기증, 이명, 사지저림 등의 증세가 보통이나 갑자기 혈압이 상승하면 전기한 증세와 동시에 구토가 격렬하게 나타나고 경련과 일시적인 반신불수가 되나 정신적으로 안정하고 혈압 하강제를 투약하면 정상으로 회복하나 이와같은 증상은 혈압의 정도에 따라 한시라도 재발할 수 있다.

- **과다월경**

  월경의 양이 정상보다 월등히 많다. 자궁 병의 하나로 자궁근종, 자궁내막의 기능 이상인 경우가 많다. 이 밖에 출혈이 잘되는 혈액병이 원인이 되어 과다월경으로 보일 때도 있다.

- **과민성대장증후군**

  환자에 따라 다채로운 증세를 나타내지만 대개는 설사와 변비, 복통이 주 증세로 나타난다. 복통은 동통 부위가 일정하지 않고 상복부나 하복부, 배꼽 주위 등 도통 장소가 이동한다. 그러나 배변에 의해 일시적으로 동통이 소실되는 수도 있다. 변은 대량의 점액 변이 배설되는 수도 있고 배변 횟수는 1일 적어도 10회 이상이지만 잠든 밤 동안에는 변의가 없어 한 번도 변을 보는 일이 없는 것이 특징이다. 변비는 소량의 단단한 변이지만 절반 이상이 변비와 설사를 교대로 비교적 규칙적이다. 이 밖에 식욕부진 경증의 구역, 트림 등이 있고 흔히 자율신경 실조증, 정신 신경 증세 등을 수반하는 수도 있다.

- **과소월경**

  월경의 양이 정상치보다 극도로 적다. 대하로 인한 자궁내막의 위축이 원인일 때가 많다. 무배란 주기증, 황체 기능부전, 자궁 발육부전 등이 원인일 때가 많고 출산 후나 갱년기에도 흔히 볼 수 있다.

- **구진성 담마진**

  벌레에 물린 것이 원인이 되어 발병하는 구진성 질환으로 5~6세 이하의 소아에게 많다. 팥알만 한 크기에 빨간 점이나 결절이 하지나 하복부에 산발적으로 발생한다.

- **궤양성 대장염**

  피가 섞인 혈변과 점액변으로 시작하여 복부 전체나 하복부에 동통이 일어난다. 이 밖에 발열, 빈맥, 전신권태를 수반하며 설사와 하복부의 무지근한 불쾌감을 동반한다.

- **그레이브스병**(바제도병)

    자가 면역의 원인으로 혈액 속에 항체가 증가하여 갑상선의 작용이 항진하므로 갑상선호르몬이 과다하게 분비되는 것으로 증세는 종대, 빈맥, 안구돌출 등 3대 특징적 증상이나 대부분의 갑상선종이 일어나며 빈맥으로 1분에 약 120회나 뛰기 때문에 가슴의 두근거림을 느끼게 된다.

    이 밖에 땀을 많이 흘리며 전신 피로, 손가락 떨림, 안구돌출, 체중감소, 식욕 항진, 신경과민, 상기, 권태감 때로 두통, 불안, 초조, 심계, 설사 등 주로 여성에게 많으며 월경 이상도 수반한다.

- **근 근막성 동통**

    주로 30~40대 여성에게서 많으며 한 자세로 오래 있는 동안 일과성인 근염이 일어난다. 주로 아침에 일어났을 때 요통이 심하고 잠시 몸을 움직이면 정상이 된다. 낮에 발병하는 일은 거의 없으나 낮에도 한 자세로 오래 깊은 잠을 자면 발생한다.

- **급성 기관지염**

    대개 감기증후군에 이어 발병하는데 초기에는 주로 마른기침으로 시작하여 점차 심한 기침과 심한 객담이 나온다. 기침을 하면 흉통, 복근에 동통이 일어난다.

- **급성 방광염**

    하복부통과 혼탁, 빈뇨 때로 혈뇨, 드물게 발열이 나는 수도 있다.

- **급성 복막염**

    격심한 복통이 있고 천공이 원인일 때에는 천공 부위를 중심으로 심한 동통이 일어난다. 또 복부가 단단해지는데 그 부위를 손으로 압박하면 강한 저항을 한다. 구토와 청색증을 보인다. 시간이 경과하면 복부도 다시 팽만하여 의식은 흥분 상태에서 혼몽해진다.

- **급성 부비강염**

    전 두통의 부비강염인 경우 그 염증의 정도에 따라 각각 증상의 차가 있으나 경증의 염증일 때는 이마의 둔통이지만 심한 염증일 때는 격렬한 전 두통이 일어나며 발열하는 수도 있다.

- **급성 사구체 신염**

    급성 사구체 신염이란 대부분 A군 베타 용혈성 연쇄상 구균 감염이 원인이 되어 인두염, 후두염, 편도염, 비염 등 상기도 감염증에 걸린 후 약 10일을 전후로 대부분 발병하는 병으로 3~10세 이하의 어린이에게 많은 질환이다. 증세는 부종, 혈뇨, 고혈압 등 3가지가 주 증세로 일어난다. 중요 치료는 식이요법과 환경이 제일 중요하므로 입원치료를 해야 한다.

- **급성 신우신염**

    38~40도의 고열을 수반하며 요통과 견통도 수반한다. 전신권태와 소변의 혼탁 빈뇨 등이 있으나 노약자는 탈수를 일으키기도 한다. 그러나 증세가 경미할 때도 있다.

- **급성 위염**

    급성 위염은 분명한 원인이 있어 발병한다. 원인이 되는 것을 먹거나 마신 후 일어난다. 초기에는 복부의 불쾌감에서부터 구역, 구토, 식욕부진 등으로 물을 마셔도 토한다. 구토가 심한 중증은 토혈하는 수도 있다.

- **급성 위장염**

    식욕부진, 구역, 구토, 복통으로 시작하여 설사를 하고 때로 농변 점액 변을 보며 더러 피가 섞인 변을 보기도 하는데 복통과 배가 무지근하게 아프다.

- **급성 인두염**

    목구멍이 빨갛게 부어 아픔, 목의 건조감, 중등도의 발열.

- **급성 장염**

    구역, 구토, 복통, 설사, 발열, 때로 혈변이 나올 때도 있으며 복통도 수반한다.

- **급성 전립선염**

    회음부나 하복부에 동통이 있고, 배뇨 후 동통과 열감이 있고 때로 빈뇨나 소변이 혼탁하게 나오는 수도 있다.

- **급성 중이염**

    급성 중이염은 만지지 않아도 이통이 있으며 난청도 일어난다. 이폐감과 이명으로 시작하여 고막에 천공이 발생한다. 이통은 욱신욱신 아프고 사이사이에 쿡쿡 쑤시는 듯 아프다.

- **급성 췌장염**

    췌장에 급성 염증이 일어난 질환으로 증세는 갑자기 상복부에 동통이 있는 것이 특징이다. 동통은 여러 가지로 나타나나 대부분은 둔통에서 심한 격통이다. 그러나 심한 격통은 복부 전체에 동통이 확산하는 경우도 많다. 구역, 구토도 일어나며 반듯이 누우면 동통은 보다 심하고 옆으로 눕거나 앉은 자세로 양 무릎을 앉는 형체를 취하면서 앞으로 구부리면 동통은 한층 호전된다. 경증은 보통 2~3일에서 동통이 소실되거나 가벼워지거나 중증인 경우는 동통이 오래 지속하며 쇼크에 빠지거나 전신이 악화하거나 하여 생명을 잃을 수도 있다.

- **급성 편도선염**

    38도 이상의 발열과 연하통(밥을 먹거나 물을 마실 때 아픔), 편도는 비대하고 빨갛게 부어 있음.

- **기관지 천식**

    갑자기 천명을 동반한 천식 발작이 일어난다. 전형적인 천식 발작은 자정 이후 새벽녘에 심하고 천식의 정도는 질식할 것 같은 심한 증세이다. 대개는 숨을 들이쉴 때보다 내쉴 때가 더 고통스럽다. 그러나 그와 반대인 사람도 있는데 이는 약간의 청색증도 수반한다.
    이와 같은 격렬한 증세도 새벽 먼동이 틀 때면 한층 호전한다.

- **기능성 출혈**

    난소의 기능 이상이 원인이 되어 일어나는 성기 출혈을 말하나 사춘기나 갱년기에 일어나기도 한다. 성숙한 건강 여성에게도 월경과 월경 사이에 출혈하기도 하는데 이를 중간 출혈이라 한다.

- **기도 과민증**

  감기와 같은 호흡기 질환의 후유증, 기도의 점막이 과민해진 까닭에 경미한 기도 자극에도 기침이 나는 증세를 말함.

- **기립성 저혈압**

  누웠다가 갑자기 벌떡 일어서거나 한자리에 오래 서있으면 일시적으로 혈압이 떨어져서 뇌빈혈이 일어나고 아찔하거나 현기증이 일어나 잠시 비틀거린다.

- **내이염**

  한쪽 귀의 난청, 이명, 이폐감, 현기증, 이 밖에 구역, 구토도 동반한다. 그러나 귀에 동통은 없다.

- **녹내장**

  초기에는 눈의 피로 눈앞에 무지개 상이 보이며 두통, 구역, 구토도 동반하나 증세가 더 심하면 시야가 좁아지고 두통도 더 심하고 눈알이 빠지듯 아프다. 그러나 이 동통은 격렬하다가 약간 호전하는 되풀이를 한다.

- **뇌경색**

  뇌색전은 증세가 갑자기 나타나는 특징이 있지만 뇌경색은 안면과 사지마비, 감각의 저하, 언어장애 등이 일어나고 더러 의식장애가 서서히 심해져서 혼수상태에 빠지기도 한다.

- **뇌농양**

  39도 이상의 고열이 나고 격렬한 두통, 구역, 구토가 지속하다 때로 경련이 일어나며 수 주 후에는 반신불수, 의식장애, 언어장애, 정신장애도 일어난다.

- **뇌동맥 경화증**

  주로 무증상이나 뇌의 혈류 장애로 발병하는 질환이므로 현기증 또는 바보가 되는 수도 있다.

- **뇌빈혈**

    처음에는 하품을 하며 식은땀이 나고, 구역이 나며 눈앞이 캄캄해져서 쓰러진다. 이때 얼굴은 파랗게 되고 복통을 동반한다.

- **뇌염**

    격렬한 두통, 발열, 구역, 구토, 의식혼탁, 흥분, 헛소리 등의 의식장애와 경련을 수반한다.

- **뇌종양**

    주로 두통과 구역이 주 증세일 때가 많으나 종양의 발생 부위에 따라 여러 증세가 나타나지만 일반적으로 손발의 저림, 마비, 경련 등이 일어난다.

- **뇌출혈**

    여러 병에 의해 뇌출혈이 일어나는 수도 있으나 약 95% 이상이 혈압이 높은 사람에게서 발병한다. 아침이나 낮에 활동 중에 갑자기 두통, 현기, 구토 등이 일어나 쓰러진다. 때로 경련, 발작과 대소변의 실금, 그 후 수십 분이나 수 시간 내에 말을 못 하고 반신마비가 일어나지만 대출혈일 경우는 쓰러진 즉시 말을 못 하고 코를 골고 동공이 산대되어 사망하는 수도 있고 회복허도 반신불수, 언어장애, 사고장애 등을 면하기 어려울 때도 있다.

- **늑간 신경통**

    척추에서 늑골을 따라 갑자기 격렬한 흉통이 일어나고 심호흡이나 기침에 의해 유발하는 수도 있다.

- **늑막염**

    흉통, 기침, 호흡곤란, 세균 감염일 때는 고열, 두통, 오한도 심하지만 흉통, 기침, 호흡곤란도 심하게 나타난다.

- **다발성 경화증**

    손발의 움직임이 어색하고 물체가 이중으로 보인다. 보행에 장애가 있고 대소변의 배설 곤란, 실금, 말을 잘 못하고 현기증과 음식물을 잘못 삼키는 등의 증세가 호전했다가 악화를 되풀이하는 질환이다.

- **다혈증**(적혈구 증다증)

  적혈구나 헤모글로빈의 양이 정상치보다 많아지는 것을 다혈증이라 하는데 증세로는 상기, 두통, 피부 소양증, 얼굴과 눈 흰자위에 충혈, 시력의 장애, 비장의 종창, 동맥과 정맥의 혈전, 고혈압, 통풍 등의 증상을 보이며 대개 십이지장 궤양을 합병한다. 또 혈액의 농도가 진해져서 뇌경색, 혈전증도 잘 일어난다. 이 밖에 선천적이거나 체질적으로 상기를 잘 느끼는 경우도 있다.

- **단독**

  급격한 고열, 두통, 오한, 구역과 함께 얼굴과 손발에 단단하고 광택이 있는 발진이 나며 열감과 가벼운 동통이 있다. 그러나 발진은 점점 커지고 림프절도 붓는다.

- **단백 누출성 위장증**

  주요 증세는 부종으로 눈두덩과 발이 붓는다. 중증이 되면 복수나 흉수가 일어난다.

- **단순성 포진**(헤르페스)

  옆술과 그 주위가 빨갛게 붓고 몇 개의 수포가 발생한다. 목구멍의 동통, 권태감, 경증의 림프절의 종창을 동반한다. 그러나 종종 재발한다.

- **단순성 포진**(음부 헤르페스)

  음부나 항문에 수포가 발생하여 약 3일을 전후로 터져 가피가 생긴다. 약 1주를 전후하여 낫지만 재발하는 경우가 많다. 이 병은 성교에 의해 감염되는 일이 많다.

- **담관염**

  우측 상복부에 경증의 동통이 있으나 중증인 경우는 고열, 오한, 구역, 구토, 우측 상복부의 격렬한 동통이 일어난다.

- **담낭염**

  경증의 담낭염일 경우는 미열이 나기도 하고 소화불량감 우측 상복부의 경미한 동통 중증은 오한, 떨림과 함께 고열이 나고 구역, 구토 상복부의 격렬한 동통과 황달이 일어나는 수도 있다.

- **담마진(두드러기)**

    음식이나 약제가 원인이 되어 격렬한 소양증을 동반한 여러 형태의 크고 작은 피진이 수분에서 수 시간 내에 사라지지만 또 다른 부위에 잇달아 발생하는 피부질환의 하나이다.

- **담석증**

    담석이 있어도 증상이 전혀 없는 사람도 많다. 그러나 간 내 담관 결석이나 총담관 결석은 다수의 사람에게서 약간의 증세를 볼 수 있다. 담석증의 전형적인 증세로는 갑자기 심한 복통이 일어나는데 흔히 이를 위경련이라고 했으나 이런 경우 많은 예에서 담석에 의한 경우가 상당히 높은 비율인 것으로 보고 있다.

    대표적인 담석증의 증세는 대부분 과식 후 소화된 다음이나 공복 시 갑자기 명치에서부터 옆구리에 걸쳐 심한 경련성 동통이 일어난다. 지방이 많은 식사의 포식이나 이 밖에 정신적 스트레스가 동기가 되어 일어나는 수도 있다.

    대부분의 경우 갑자기 일어나나 전구증상으로 상복부 불쾌감, 둔통 등으로 시작하여 본격적인 복통이 일어나기도 한다. 또한 동통이 우측 어깨에서 등으로 파급하는 수도 있고 담관 결석의 경우는 구역, 구토, 황달도 수반한다.

    일반적으로 동통은 수 시간 내에 스스로 호전하여 낫는 것이 보통이지만 그렇지 않고 지속하는 경우는 췌장염을 합병하고 있거나 그 밖의 병을 의심해야 한다.

- **담즙성 복막염**

    우측 상복부에 심한 동통이 있으며 복부가 팽팽해지고 단단해진다. 그 후 점차 구역, 구토가 나며 경증의 황달이 나타나고 발열과 백혈구 증가를 볼 수 있다.

- **당뇨병**

    췌장에 있는 랑게르한스섬 속의 베타 세포에서 분비되는 인슐린이 필요 이하로 분비되는 경우를 당뇨병이라 하는데 증세로는 당뇨병의 3다 현상으로 다식, 다음, 다뇨 등의 특징이 있고 몸이 비대했다가 급속하게 체중감소를 일으키는 경우가 많으나 당뇨병의 정도에 따라 평상 체중을 유지하는 수가 있다. 이 밖의 증세는 체력 저하, 피로 탈력감, 무기력, 졸음, 식곤증, 여성의 경우 외음부의 소양증 등이 있으나 당뇨병을 장기간 치료하지 않고 방치하면 합병증으로 혈관장애, 신경장애, 감염증 등 여러 가지 합병증이 일어나며 식욕이 좋아 많은 음식을 먹는데도 급히 체중이 감소하면 곧 진찰을 받아보아야 한다.

- **대상포진**

  머리, 안면, 두부, 하지, 가슴, 옆구리 등에 지름 2~4mm의 홍반을 동반한 구진이나 수포가 띠 모양으로 밀집해서 발생한다.
  찌르는 듯한 동통, 타는 듯한 동통이 일어난다. 악성 종양이나 교원병 등으로 저항력이 저하된 사람이나 노약자는 발열, 두통, 권태감, 식욕부진 등 전신 증세도 나타난다.

- **대퇴 신경통**

  대퇴의 앞면에 심한 동통이 일어나며 원인으로는 대퇴 헤르니아에 의해 대퇴 신경이 압박을 받아 일어나는 것으로 중년 여성에게 많다.

- **돌발성 난청**

  원인은 확실하지 않으나 정신적 충격설, 미지의 바이러스 감염설 등이 있으나 정확한 것은 아니다. 갑자기 난청과 함께 이명, 이폐감 등이 일어나고 병세가 중증일 때는 현기증, 구역, 구토, 기억력 저하도 일어난다.

- **돌발성 발진(3일 열발진)**

  생후 3~18개월의 유아에게 주로 발병하는데 갑자기 39도 내외의 고열이 3일간 지속하다가 갑자기 해열되고 곧 전신에 붉은 반점이 나타난 후 3일 후에 갑자기 사라지는 병이다.

- **동성 빈맥**

  맥박이 1분간에 100회 이상으로 빨라지며 리듬은 규칙적으로 정상이나 격렬한 동계와 답답하며 실시하는 수도 있다.
  그러나 발열과 운동 후 일어나는 것은 병이 아닐 때가 많다. 하지만 평소 1분간에 객박수가 100회인 사람이 운동 후 150회 내외일 때는 동성 빈맥일 경우가 많다.

- **동성 서맥**

    맥박의 정상은 1분간에 60~70회가 정상인데 이 병은 맥박수가 1분간에 40~50회 이하로 느려지는데 비록 리듬이 규칙적이라 할지라도 증후가 있는 사람은 간혹 실신하는 수도 있다. 그러나 대부분은 병적 소인이 없는 경우가 많으며 운동선수에게 많다.

- **두개 내압 항진**

    만성형에서 흔히 두통, 구역, 구토가 주 증세이지만 병이 더 악화하면 물체가 이중으로 보이기도 하고 급성일 경우는 의식장애가 진행된다.

- **류머티즘성 관절염**

    미열, 전신 피로로 시작하여 아침에 손가락의 경직이 특징적으로 일어나며 장차 전신 관절의 어느 부분이든 관절통이 일어나고 체중감소를 비롯한 발열로 시작한다.

- **류머티즘성 다발성 근통**

    60세 전후의 사람에게 극히 드물게 일어나는 질환으로 목, 어깨, 등, 허리에 격심한 근육통과 고열이 지속한다.
    식욕부진이 심하여 서서히 살이 빠지고 장차는 전신을 움직일 수 없게 되는 질환이다.

- **류마티열**

    편도선염 등이 환치된 후 1~3주 후에 관절이 빨갛게 부어오르는 병으로 주로 연소자에게 많고 예후도 좋지 않다.

- **만성 경막하 혈종**

    주로 고령자에게 많이 발병하는 질환으로, 경증의 두부외상에서도 약 1개월 후 발병하는데 두통, 사지마비, 의식혼탁, 요실금 등이 나타나고 방치하면 반신불수의 장애가 된다.

- **만성 기관지염**

  기침과 객담이 주 증세이다. 초기에는 겨울철을 중심으로 기침과 객담이 진행하는 경우가 많고 한랭의 자극에서도 심하고 특히 심한 매연장에서 발증한다.
  증세가 더 중증화하면 연중 지속적으로 기침과 객담이 나오나 초기와는 달리 약간 혼탁한 객담이 된다. 열은 없는 편이지만 기관지에 세균이 감염하면 발열하는 수도 있다. 그리고 객담도 농성 객담으로 대량 배출하고 때로 혈담도 나온다.

- **만성 부비강염(축농증)**

  주로 비폐, 코로 호흡곤란이 있어 입으로 숨을 쉰다. 이 질환의 특징은 냄새를 잘 맡지 못하며 약간의 두통과 끈적끈적한 비즙이 목으로 넘어가고 집중력이 감퇴되며 끈기도 없어져서 공부하기를 싫어한다.

- **만성 신우신염**

  서서히 신장애가 진행하며 급성증의 경우 발열, 요통, 소변의 혼탁이 일어나고 혈압도 높아지고 신부전이 되기도 한다.

- **만성 위염**

  만성 위염에는 특발성 위염과 수반성 위염으로 대별하는데 분명한 원인을 모르는 경우가 많다. 일상의 상복부 불쾌감, 식후 복통, 구역, 구토, 식욕감퇴, 전신권태, 체중감소 등이 특징이다.

- **만성 중이염**

  급성 중이염을 완치하지 못하고 만성화된 병이다. 경도의 난청에서 고도의 난청이 일어날 수 있으며 특히 내이에 장애가 생기면 높은 소리가 잘 안 들리며 이류가 심하게 나온다.

- **말라리아**

  갑자기 상등도 고열로 시작하여 약 4시간을 전후로 발한과 함께 해열되나 1~2일을 간격으로 같은 증세가 반복된다.

- **말초 순환장애**

    동맥혈전증이 사지의 동맥에 발생하는 병으로 색전증, 버거씨병 등의 내강을 폐색시키는 병변이 있을 경우 사지에 맥이 잡히지 않는 특징이 있다.

- **면역부전 증후군**

    체내에 병원 미생물이 침입하면 그에 대항하는 항체가 생겨서 병원 미생물을 사멸하는 기능이 있다. 그런데 이 기능의 작용이 부전할 떠를 면역부전 증후군이라 한다.
    증세로는 기관지염, 중이염, 폐렴, 비염, 부비강염 등이 되풀이되어 발병한다. 이 병은 원발성인 것과 속발성인 것이 있는데 원발성인 것은 선천성으로 유전한다. 그러나 속발성은 후천성으로 백혈병이나 재생 불량성 틴혈, 에이즈 등에 의해 일어난다.

- **매독**

    감염의 원인은 성교로부터 약 3주 후에 음부에 단단한 멍울이 발생하여 얼마 후 궤양이 되나 동통은 거의 없다. 그러나 몇 주 후에는 경성 하감 등이 있으나 스스로 사라진다.

- **메니에르병**

    대개는 한쪽 귀에 이명, 난청을 수반하는 격심한 현기 증 발작으로 주위 사물이 빙빙 도는 바람에 걷지도, 서 있지도 못하는 질환이다. 이 밖에 구역, 구토, 두중, 식은땀, 안면 창백을 수반하며 때로 경련 발작을 일으킨다.

- **무도병**

    춤추는 듯한 몸짓과 손짓을 한다 하여 무도병이라는 병명으로 불렸다. 이 밖에 몸을 비꼬는 등 손발이 멋대로 움직인다.

- **무월경**

    호르몬의 이상 정신적 쇼크나 심인성에서도 있다. 빈혈, 비만, 여윔 등이 원인일 때가 많다.

- **문맥압 항진증**

    문맥계의 혈액순환 장애로 혈액의 울체가 일어나는 병으로 그 증세는 복수로 인한 복부 팽만감, 혈소판 감소, 백혈구 감소로 인한 빈혈, 암모니아 외의 유독물질에 간에서 해독되지 않으므로 뇌로 유입되어 간성뇌증, 즉 의식장애가 일어난다.

- **바이러스성 간염**

    급성의 경우 38도 내외의 발열과 오한, 전신권태, 식욕부진, 구역 등으로 진행하며 얼마 후에 황달이 일어나는 수도 있으며 적황색의 뇨와 눈의 흰자위에 황염이 생기는 수도 있다.

- **발작성 빈맥증**

    정상적인 사람의 맥은 1분간에 약 60~70회가 정상이나, 만약 100회 정도로 정상이라 하는데 이 병은 갑자기 맥박수가 지나치게 빨라져서 1분간에 150~200회나 된다.
    맥박수가 많으므로 동계가 심하고 심장이 두근거리고 숨이 답답하다. 대개는 실신하는데 이 병은 흔한 병은 아니다. 그러나 맥박수가 1분간에 150회 이상일 때는 심장의 정밀검사를 받아야 한다.

- **방광 결석**

    배뇨 시 동통, 빈뇨, 혈뇨가 대표적인 증세이지만 이 밖에 배뇨 중에 급격히 소변이 중지되는 경우가 있으나 복압을 배고 배뇨를 다시 시작하면 소변이 나오는 특징이 있다. 동통은 급격하고 격렬한 하복부통과 약간의 구역도 수반한다.

- **방광염**

    급격한 빈뇨, 배뇨통, 뇨 혼탁, 혈뇨, 배뇨 횟수 증가, 배꼽의 약간 아래에 심한 동통이 일어나는 일이 많다. 잔뇨감을 비롯하여 배뇨 후 약간의 피가 나올 때도 있다.

- **복막의 양성 종양**

    초기에는 소화기 증세는 거의 없고 복부가 약간 팽팽하고 답답할 정도이다. 복통이나 구역, 구토는 거의 없으나 장차 복수가 찬다. 처음에는 결핵성 복막염이나 암성 복막염이라 진단되는 수가 많으나 복수 천자에 의해 복막의 종양이 발견되는 수가 있다.

- **백내장**

  백내장이 심하면 수술하지 않으면 실명된다. 혼탁이 심하면 동공을 통하여 부옇게 흐려진 수정체가 보인다.

- **백혈병**

  흉골을 가볍게 두드렸을 때 그곳을 중심으로 동통이 있다. 림프절의 종창, 동계, 숨이 차고 빈혈도 수반한다. 비교적 얼굴이 창백하고 전신권태가 따른다.

- **변비**

  변비의 원인은 여러 가지이지만 대개 2~4일에 한 번씩 딱딱한 변을 보는 것을 말한다. 정상은 1일 1회의 배변으로 묵직한 변을 보지만 변비는 1일 1회의 변이라도 딱딱하여 변통이 있으면 이를 변비라 한다.
  변비는 대개 며칠씩이나 통변이 없는 경우 복통이 발생하는 수도 있고 소화불량 위산과다를 수반한다. 그러나 통변이 있으면 복통도 사라진다.

- **변형성 관절증**

  가만히 있다가 움직이기 시작할 때 관절의 동통이 일어난다. 그러나 막상 움직이다 보면 동통이 없어지기도 하나 서서히 관절에 물이 고이거나 관절의 외견이 변형하기도 하고 발병은 대개 무릎, 가랑이, 팔꿈치의 순으로 발병한다.

- **비만증**

  식사 등으로 섭취된 열량은 여러 가지 활동으로 소비되는데 소비되는 열량보다 남은 열량이 많으면 그것이 피하지방 조직으로 바뀌어서 체내에 축적되는 경우로 지방조직이 표준보다 많은 상태를 비만증이라 한다.
  증세로는 요통, 슬관절통 등의 증세를 볼 수 있다. 이는 체중 부하가 가해지므로 허리나 무릎관절에 부담이 되기 때문이다. 이보다 비만증이 되면 성인병을 일으키기 쉬운 점과 합병을 일으킬 수 있으므로 주목된다. 대표적으로 고혈압, 당뇨병, 심장병, 관상동맥 경화증에 의한 협심증, 심근경석, 고지혈증, 지방간, 신장애, 월경 이상, 불임, 다한증 등 비만증으로 인한 성인병을 유발한다.

- **비종**

  비종이란 비장이 부어서 커진 상태를 말하는데 증세로는 좌측 상복부의 부기와 동통, 호흡곤란, 구역, 구토, 변비 등이 나타나는데 비종의 원인과 정도에 따라 여러 가지 증세로 나타난다. 비종이 커지면 비장 조직이 회사되어 좌측 상복부에 격심한 동통이 일어난다.

- **빈발 월경**

  월경 주기가 정상보다 짧다. 난포기 단축증이나 황체기능 부전 외에 성기의 염증, 자궁근종 등의 종양이 원인이 되는 수도 있고 사춘기나 갱년기에도 일어나기도 한다.

- **빈혈**

  여러 원인에서 빈혈이 발생하지만 일반적으로 어지러움, 전신권태, 동계, 숨참, 한기, 피부 점막의 황염, 하지의 부종, 사지의 저림, 미열 등이 있다.

- **삼차 신경통**

  격렬한 동통이 안면 한쪽에 발작적으로 발생하는데 그 동통은 칼로 베어내는 듯 아프며 송곳으로 쑤시는 듯 아프다. 때로 동통 부위가 정확하지 않아 귀밑이 아픈 듯하고 귀가 아픈 듯하고 턱이 아픈 듯하기도 하다.

- **설인 신경통**

  주로 목 안에 쏘는 듯한 동통이 대부분이나 때로 혀 인두, 후두에도 발생한다. 중년 남자에게 발병률이 높고 음식물을 삼키거나, 대화하거나, 하품하는 것이 계기가 되어 주로 목구멍이 아픈 병이다.

- **성홍열**

  갑자기 고열이 나고 목의 동통이 일어나고 구역, 구토, 전신권태감이 심하다. 발열 1~2일 후에 전신이 붉은 발진이 생기며 그 후 딸기 모양의 혀가 되는데 이는 발진에 의한 것이다.

- **셰그렌 증후군**

    40대 여성에게 많은 병으로 교원병의 하나로 생각하는 질환이다. 증세로는 누액과 타액이 나오지 않아 눈이나 입안이 마르는 것이 특징이다.

    누액이 극도로 적게 나오므로 눈에 이물질이 들어가 있는 것처럼 껄끄럽고 따가운 증세를 느끼며 눈이 빨개지며 부시고 아프거나 가렵기도 하다. 눈에 이물질이 들어가도 눈물이 나오지 않으며 슬픈 일로 눈물이 나야 할 감정임에도 눈물이 나오지 않는다.

    이 밖에도 타액의 양이 극도로 적게 나오므로 비스킷, 카스텔라와 같은 음식을 먹기가 어려우며 오랫동안 말을 하면 타액이 말라서 말하기가 어렵다. 이와 같은 타액 저하가 지속되면 치아가 나빠져서 충치가 생기는 경우가 많다. 또 이하선에 부종이 일어나고 콧물도 말라서 만성 비염을 일으키는 수도 있으며 외음부가 마르는 수도 있다. 이 밖의 증세 이외에도 미열, 관절통과 전신의 림프절 부종 등이 일어나는 수도 있다.

- **수두**

    발열과 함께 신체 전체에 수포가 발생하여 화농한다. 수포는 3~5일 이내에 가피가 생기면 또 다른 곳에 수포가 잇달아 발생한다.

- **수막염**

    심한 두통, 발열, 구역, 구토, 때로 의식장애가 일어난다.

- **수장족저농포증**

    무좀과 가장 유사한 형태로 손바닥이나 발바닥이 빨개져서 수포가 발생하고 곧 농포로 변한다. 그러나 이것이 터져서 피부가 벗겨진다.

- **식도게실**

    우선 음식을 삼키기가 곤란하고 속쓰림 상복부통, 복부 불쾌감, 구역, 구토를 동반한다.

- **식도 정맥류 파열**

    급격하게 대량의 토혈을 하며 이어 하혈한다. 이는 주르 간경변에 많다.

- **식도암**

  초기 증세에서는 음식물을 삼키기가 약간 곤란할 정도로 시작하여 약간 진행하견 목구멍이 항상 막혀 있는 것 같은 느낌이 드나, 진행하면 흉골 후방에 동통, 흉통, 전신권태, 식욕부진, 속쓰림, 구역이 생긴다.

- **식도 열공**

  흉골의 이면에 동통이 있고 위를 중심으로 팽만감이 있는 것이 주증이다. 주로 식사 후에 동통과 팽만감이 있고 옆으로 누우면 보다 심한 동통과 팽만감이 심하게 일어나고 보행하는 동안 고통이 소실되는 특징이 있다. 이 밖에 구역, 구토, 호흡곤란, 심계 등의 증세를 볼 수 있다.

- **식중독(장염비브리오)**

  상복부통, 설사, 구토, 발열 등을 동반하며 설사는 완전 물 같은 변으로 되나 점액변이 섞여 나오는 경우가 많다. 간장, 심장, 신장질환이 있는 사람이 이 병에 이환하면 증세는 더 심각하다. 이 병은 여름철에 많이 걸린다.

- **식중독(포도상구균)**

  포도상구균의 독소가 함유된 음식물을 먹었을 때 발병하는 질환으로 갑자기 구역이 나고 2~3회 구토를 하며 상복부통이 심하다. 잠시 후 물 같은 설사가 일어나기도 하나 설사는 없을 때도 있다.

- **식중독**

  구역, 구토, 복통 설사, 세균 감염 시는 발열 오한이 난다.

- **신경증(노이로제)**

  히스테리, 부정형 신체 증후군, 불안, 초조, 불면, 심계, 막연한 근심 걱정, 공상, 두통, 두중감 등이 있다.

- **신장 증후군**

  초기에는 눈꺼풀이 붓는 정도에서 병이 더 진행하면 점차 하지, 발등이 붓는다. 중증으로 진행하면 복강이나 흉강에도 물이 괴어 복부 팽만감, 호흡곤란, 기침, 객담 등이 일어난다. 앞정강이를 엄지로 눌러보면 부어 있는 현상을 알 수 있다.

- **심근경색**

    전흉부, 가슴 중앙이나 약간 좌측 가슴에서부터 늑골에 걸쳐 가슴 전체에 격렬한 동통이 일어난다. 그 동통은 칼로 오려내는 듯 아프며 송곳으로 쑤시거나 파내는 듯 아프다고 호소하며 좌측 어깨, 좌측 등에 동통이 확산하여 손가락까지 아픔이 있을 때도 있다.

- **심근염**

    감기 증세 후 약 1주일 정도에서 갑자기 동계, 답답함, 떠로 급격한 부정맥, 실신 등이 일어나고 증세가 심하면 쇼크에 빠진다.

- **심낭염**

    흉통과 발열, 심한 동계, 답답함이 발생한다.

- **심내막염**

    주로 편도선염 등에 걸리고 나은 후 2~3주 후 발열, 동계, 부종, 호흡곤란, 발진, 관절통 등이 일어난다.

- **심방세동(절대성 부정맥)**

    맥의 박동이 불규칙한 부정맥인데 만성적으로 계속되는 경우와 일시적인 것이 있다. 맥박수도 정상적이지만 종종 맥박이 많고 적은 등의 여러 가지가 있다.

- **심상성 좌창(여드름)**

    원추형의 좁쌀 크기만 한 딱딱한 피진이 발생하여 점점 구진으로 된다. 구진을 발톱으로 짜면 하얀 비지 같은 것이 나온다.

- **심실세동**

    맥이 잡히지 않고 심음도 들리지 않는 경우 약 5초 이내에 의식 불명이 되어 수분 만에 사망하는 수가 많다. 이때의 처치는 즉각 전흉부를 새끼손가락이 있는 부드러운 손으로 강타하면서 인공호흡을 하고 심장 마사지를 하면 회복하는 수도 있다.

- **심인성 복통**

  심리적인 원인에 의해 발병하는 질환으로 기분의 저하, 충격, 긴장, 불안, 초조 등에서 발병한다. 주로 복통, 설사를 하는데 검사를 해도 이상이 발견되지 않는다.

- **심장 신경증**

  강한 동계를 느끼고 심한 흉통이 있을 때는 실시하는 수도 있다. 심장에는 병적 증후가 없고 대개의 원인은 정신적인 것에서 발증한다.

- **심장 판막증**

  초기 증세는 판막의 병변이 부위에 따라 다르나 일단 증세가 발증하면 호흡곤란, 간 종대, 부종, 소변량 감소 등 심부전의 증세가 일어난다. 그러나 대개는 발병 후 수십 년을 무증상으로 경과하는 수도 있다.

- **십이지장 궤양**

  스후 2~3시간 정도의 공복에서 복통이 일어나는 경우가 많으며 구역, 가슴쓰림을 동반하는 수가 많고 빈혈이 있으면 소량의 출혈이 있을 가능성이 있다.

- **아급성 세균성 심내막염**

  초기에는 미열이 오래 지속하다가 빈혈 부종이 일어나고 얼마 후 관절통, 출혈 반응이 일어난다.

- **아데노이드 증후군**(코고는 병)

  코로 호흡을 할 수 없어 잠잘 때 심히 코를 골며 때로 숨이 막혀 밤중 잠에서 벌떡 일어나 앉기도 한다.

- **아토피성 피부염**

  이 병의 특징은 만성적으로 10년 이상 지속하는 경우가 많다. 소양증이 특징이며 긁으면 그 자리가 흡사 코끼리의 피부처럼 되어서 가려움은 보다 심해지는 병으로 유전적인 경향이 많다.

  보통은 생후 3개월을 전후로 머리에서부터 시작하여 얼굴에 피진이 발생하며 전신에 퍼진다.

- **악성 림프종**

    초기에는 목이나 겨드랑이 발목 등에 피부 표면이 아프지 않은 멍울이 발생하고 병이 진행하면 여러 곳의 림프절이 붓고 발열이 나며 체중감소가 일어난다.

- **연소성 류머티즘성 관절염**

    주로 15세 이하의 연소자에게 많이 발병하며 좌우의 동일한 관절이 빨갛게 붓고 아프다. 사람에 따라 미열 또는 고열이 날 때가 많다.

- **염좌**

    경증의 염좌는 수 분 내지 수십 분 염좌를 당한 관절의 일시적인 동통으로 끝나지만 중증은 동통을 수반한 관절의 종창 발적 내출혈 열감이 있고 활동 시 동통이 심하다.

- **열사병(일사병)**

    한여름 더운 곳에 장시간 있은 후 발병하는 것으로 체온이 상승하며 체액이 빠져 의식이 혼미해지거나 때로 경련 발작을 일으키는 경우도 있다.

- **열성 경련**

    유아가 40도 정도의 열이 나면 의식을 잃고 전신이 뻣뻣해지거나 떠는 병으로 전간 발작과 유사하다. 발작은 약 1분 내외에서 끝나지만 전신에 발한이 일어난다. 해열 후에는 발작이 일어나지 않는다.

- **요도결석**

    배뇨 중에 갑자기 소변 줄기가 중단되며 요도통과 그 주변에 심한 동통이 있을 수도 있고 요도 안이 막힌 것 같은 현저한 느낌이 든다. 동통은 대개 귀두 선단에까지 확산통이 있다.
    특히 후부 요도에 결석이 발생하면 직장 부위까지 울리는 동통이 일어난다. 그러나 전부 요도에 결석이 있을 때에는 아픈 부위에 결석이 만져진다.

- **요도염**

    요도에 감염한 세균의 종류에 따라 다르지만 일반적으로 요도에서 분비물이 나오고 배뇨 초에 요도 동통이 있는데 대개 따끔따끔 아프다. 이 밖에 가렵기도 하며 빈뇨, 잔뇨 등이 있다.

- **요독증**

  체중이 줄고 안색도 나빠지며 식욕부진, 구역, 구토, 설사, 고혈압, 빈혈, 피부 건조, 때로 경련도 일어난다.

- **우울증**

  불면, 현기증, 두중감, 때로 두통 등이 일어날 수도 있으나 이 밖에 각종 증상을 호소하는데, 비교적 즐겁지 않고 대인관계가 원만치 않고 식욕부진 등이 일어난다.

- **울혈간**

  심부전 등이 장기간 지속하면 심장에서 충분한 혈액 공급을 하지 못하므로 간장 내에 혈액이 울혈된다.
  증세로는 간장이 심히 비대해지고 누르면 동통을 느낀다. 비장 비대와 복수 또는 부종이 나타나는 수도 있다. 이 밖에 심 비대, 빈맥, 호흡곤란, 경증의 황달이 나타난다.

- **울혈성 심부종**

  하지에 부종이 발생하고 상복부가 갑갑하며 식욕부진, 동계, 맥이 빨라지고 청색증 등 심부전 증세도 일어난다.

- **월경 곤란증**(생리통)

  월경 당일이나 전날쯤에서 하복부통, 하복부 팽만감, 요통, 두통, 신경질, 구역, 구토 등이 일어나는 수도 있다.

- **월경 긴장증**

  월경 예정일의 약 1주 전후로 하여 짜증이 나고 화가 나고 흥분이 잘된다. 이 밖에 우울, 두중감, 고독감, 즐겁지 않음, 두통, 유방통, 유두부의 긴장 등의 불쾌한 증세가 일어나는데 월경이 나오면 사라진다.

- **위궤양**

  식후 20~39분에서 복통이 있는 경우가 많고 때로 무증상으로 생활하다가 갑자기 토혈이나 하혈하는 경우가 있는데 이때 내시경 검사를 해보면 이미 위궤양의 지병자임을 알 수 있다.

- **위산과다증**

  위액의 산도가 높아서 발생하는 증상으로 속쓰림, 트림 등이 있으나 식욕 저하는 드물고 오히려 식욕은 좋은 편이다. 만약 식욕이 없더라도 어느 때 왕성한 식욕이 있을 때가 있다. 흔히 과식에서 증세가 악화한다.

- **위십이지장 궤양**

  상복부통, 속쓰림 외에 어깨의 동통, 구역, 구토 중증일 경우는 토혈과 하혈을 한다. 증상이 없는 경우도 많으나 대개는 공복 시 동통은 십이지장 궤양일 때가 많고 식후 동통은 위궤양일 때가 많다.

- **위암**

  초기에는 별다른 자각 증상이 없으며 약간의 소화불량감이 있기도 하고 어딘가 약간 불편한 느낌이 있을 수 있으나 가벼운 증상이다. 그러나 병세가 진행되면 소화불량, 트림, 상복부 불쾌감, 상복부 답답함 등이 있고 공복에 복부를 눌러 만져보면 단단한 멍울이 잡히거나 만져진다. 이때부터 동통이 시작되며 구역, 구토 등도 수반한다. 구토물에 커피 찌꺼기 같은 것이 내용물과 같이 나오는데 이것이 토혈이다.

- **유양돌기염**

  발열, 두통, 현기 농성 귀젖이 나온다.

- **유행성 이하선염(볼거리)**

  귀밑 볼이 부어오르며 음식을 먹거나 말을 하면 아프고 한쪽 볼 또는 양쪽 볼이 부을 때도 있다. 열은 38~40도 일 때가 있다.

- **익구개 신경통**

    코를 중심으로 귀에도 동통이 일어나는 것이 특징이다. 콧물, 눈물의 분비를 수반하는 수도 있다. 갱년기 여성에게 주로 일어나지만 흔한 병은 아니다.

- **인두 결막염**

    39도 내외의 고열이 나고 이 열은 4~5일 계속되며 목이 붉어지고 아프다. 동시에 결막염도 발생하고 눈물이 많이 나오며 시리고 아프다. 귀 뒤의 림프절이 붓기도 한다.

- **인플루엔자**

    고열, 두통, 오한, 요통, 근육통, 관절통, 전신권태, 식욕부진, 콧물, 인두통, 기침 등 강한 전신 증상과 호흡기 증세를 보이며 노약자나 소아는 위험한 후유증을 남기기도 한다.

- **임신 중독증**

    부종, 고혈압, 단백뇨가 주증세이나 때로 호흡곤란, 자간 등이 일어나기도 한다.

- **자궁근종**

    부정성기출혈, 과다월경, 월경통, 하복부통, 요통 등의 증상으로 지속하면 빈혈, 동계, 숨참, 소변의 빈삭, 변비 등이 일어난다.

- **자궁내막염**

    자궁내막에 염증이 발생한 것으로 가벼운 하복부 불쾌감, 요통, 대하, 과다월경, 때로 부정성기출혈 등이 있으나 증세는 경증이다.

- **자궁 외 임신**

    급격한 하복부통, 구역, 구토가 일어나는데 충수염과 유사하여 혼동하는 수도 있으나 성기출혈과 산부인과 진찰에서 곧 알 수 있다.

- **자율신경 실조증**

    사람에 따라 각양각색의 증세를 보이나 일반적인 경우 맥이 흐트러지고 가슴이 답답하고 동계가 주증으로 순환기 증세가 주체가 되는 수도 있다.

- **장간막 동맥 폐색증**

    분포된 장관의 동맥에 혈전이 일어나 장관이 급격히 회사되는 병으로 급격한 복통이 주증이나 발열과 구토를 수반하며 변이 나오지 아니하며 가스도 나오지 않는다.
    수 시간 후에는 혈압 저하, 빈맥, 청색증, 의식장애, 쇼크 증세가 나타나는데 방치하면 2~3일 이내에 사망하므로 구급 수술을 할 수 있는 병원으로 급히 이송해야 한다.

- **장관 알레르기**

    우유, 돼지고기, 고등어, 꽁치, 새우, 조개 등 특정 음식을 섭취한 뒤 곧이어 복통과 설사가 나오며 때로 구내염, 하혈이 나타나는 수도 있다.

- **장미색 비강진**

    비듬과 유사한 피부 조각이 가장자리에부터 타원형의 홍반이 생긴다. 이 타원형의 장축이 주름이 잡히는 방향으로 일치하는 것이 특징이다. 처음에는 대형으로 그 후는 소형의 홍반이 전신에 산발적으로 발생한다.

- **장 중첩증**

    주로 2세 미만의 유소아에 많은 질환으로 갑자기 안색이 창백해지거나 청색증을 보이며 격렬하게 우는데 이는 심한 복통 때문이다. 이와 같은 증상을 하루 수회 반복한다.

- **장폐색(일리우스)**

    초기에는 구역, 구토, 복통이 주 증세로 시작하여 곧 복부의 포만감과 복명음이 나오나 대변과 방귀가 나오지 않고 소변의 양도 준다.
    중증이 되면 발열, 빈맥, 전신권태, 의식혼탁 등의 중독 증상이 나타난다. 이와 같은 증상은 응급을 요하므로 곧 수술해야 한다.

- **재귀열(회귀열)**

    오한, 떨림, 고열, 두통, 근육통, 때로 구역, 구토, 황달이 일어나기도 한다.

- **재생 불량성 빈혈**

  혈액은 뼛속 골수에서 생산하는데 이 골수의 원활한 작용이 쇠퇴하여 적혈구가 충분히 만들어지지 않으므로 일어나는 빈혈. 주 증세는 전신권태, 숨참, 동계 등이 있고 또 피부, 잇몸, 코에서 출혈이 쉽게 일어나며 출혈은 정상인에 비해 잘 멎지 않는다. 경증일 때에는 다르나 중증일 때에는 발열, 인두통 등의 감기와 유사한 증세도 나타난다.

- **저산증과 무산증**

  위액에 산도가 극히 낮은 저산, 산도가 전혀 없는 것을 무산증이라 한다. 위액산이 감소되거나 무산이 되면 식욕부진, 소화불량, 상복부의 팽만감, 포만감, 때로 설사 속쓰림, 트림이 난다. 위암은 무산증에서 호발한다.

- **저혈당증**

  혈액 중에 당치가 비정상적으로 낮으므로 발병하는 질환으로 여러 가지 신경증세와 전신 증세도 나타난다. 전신권태, 두통, 시력저하, 실신, 혼수 등과 함께 경련, 발작도 일어난다.

- **저혈압**(본태성 저혈압)

  두통, 현기, 기립성 현기증 동계, 숨참, 불면증이 있을 때도 있다.

- **저혈압**

  일반적으로 무증상이 많으나 때로 두중감, 두통, 현기증, 견비통, 동계, 구역, 전신권태 등이 나타날 수도 있으나 비교적 가벼운 증상이다.

- **적리**(이질)

  갑자기 38~39도의 발열, 오한과 동시에 하복부통이 일어나면서 물 같은 설사와 동시에 점액변과 피가 섞인 혈변, 그리고 고름이 섞인 농변을 본다. 설사 횟수는 하루 15~30회 되는 경우도 있고 경증일 때는 하루 5회 내외의 설사로 변의 시 약간의 복통이 따른다.

- **전립선 비대증**

    요량이 증가되어 소변이 나오기까지 시간이 걸리고 요선이 가늘고 배뇨가 끝나기까지 시간이 걸리는데, 병이 더 진행되면 상당한 시간이 걸리지 않고는 배뇨가 곤란하다.

- **전립선암**

    초기에는 무증상으로 경과하다가 병이 진행하면 요선이 가늘고 배뇨가 당장 멎지 않는 등의 배뇨장애가 발생한다.

- **전신성 홍반성 낭창**

    추울 때 손가락 끝부터 창백해지며 관절통 발열과 흉통으로 시작하기도 하고 때로 단백뇨가 계기가 되어 이 병이 발견되기도 한다.

- **전염성 농가진**

    주로 여름철에 많이 발병하는 피부 감염증으로 세균이 피부 내에 감염하여 화농을 일으키는 병으로 수포성 농가진과 가피성 농가진이 있다.

- **전염성 단행증**

    엡스타인 바이러스 감염으로 발병하는 병으로 증세는 발열, 전신권태, 목의 동통, 림프절의 부기 등이 주 증세이다.
    열은 40도 내외의 고열일 때도 있지만 약 1~2주일이 경과하면 스스로 해열된다. 증세가 나타난 약 2주일이 지나면 목의 림프절의 부기, 비장이나 간장의 부기, 발진 등이 나타난다. 치료는 대증요법을 하면서 약 4~5주일을 경과하면 자연히 완치된다.

- **점액 수종**

    갑상선 기능 저하가 심하고 대사 저하로 한기를 잘 느낀다. 특징은 피부에 손가락으로 강하게 눌러도 들어가지 않는 부종이 있고 머리카락이 윤기가 없고 단모 또는 탈모가 되는 수도 있다.

- **접촉 피부염**

  주로 어떤 물질의 접촉에 의해 발병하는 피부병의 하나로 짓무르고 갈라지며 수포가 생기는 등 여러 형태의 증세로 소양증이 특징이다.

- **정낭선염**

  증상은 만성 전립선과 유사하지만 사정 시 페니스의 동통이 특징적이다.

- **정신분열증**

  대화가 안 된다. 사교성이 없고 말수가 적어지고 매사에 관심이 없으며 의심이 많고 자신의 결점이 폭로된다고 생각하며 생명의 위협을 받고 있다고 생각한다. 누가 자신을 죽이기 위해 미행하고 있다는 등 말이 안 되는 이야기를 진지하게 한다. 환각, 환청, 환시, 망상, 피해망상, 바보 등 다양한 병태를 갖고 있는 질환이다.

- **좌골 신경통**

  증후성 신경통의 대표적인 신경통의 하나로 추간판 헤르니아 척추 종양, 요부 변형성 척추증 등에 자극 압박 침윤되어 동통이 일어난다. 몸을 움직이지 않고 안정 상태에 있어도 다소 아프며 주로 재채기, 기침 등에 의해 급격한 동통이 일어난다.
  동통은 아래 옆다리까지 미치며 몸을 구부리거나 하면 보다 심한 동통이 일어난다. 동통 이외에는 하지마비 지각의 둔화 건반사의 이상 보행 장애를 일으키는 수가 있다.

- **주기성 사지마비**

  갑자기 사지에 힘이 빠지고 움직이기 힘드나 수 시간 만에 회복하는 발작을 반복한다.

- **지속 발기증**

  성욕과는 관계없이 지속적으로 성기가 발기한 상태에서 사라지지 않고 동통이 있어 고통스러운 병.

- **지주막하 출혈**

    둔탁한 몽둥이로 얻어맞은 것 같은 격렬한 두통으로 시작하여 구역, 구토, 경련, 의식장애 등을 동반한다. 출혈량이 적으면 수분에서 수십 분 이내에 의식은 회복하지만 그 후 수일간에 걸쳐 두통과 구역, 구토는 계속된다. 그러나 대량 출혈일 경우 사망하는 경우도 있다.

- **직장 폴립**

    직장 점막에 흡사 버섯과 유사한 혹이 생긴 것을 말하는데 증세는 항문 내측에 이물감이나 잔변감 또는 대변이 가늘게 나오는 것이 주증인데 때로 출혈하는 수도 있다.
    직장 폴립이 암으로 이행하면 육안으로 보이는 출혈은 없다 해도 검사에 의해 잠혈이 발견된다. 직장 검사나 주장 검사를 해보면 암으로 이행한 직장 폴립이 발견되기도 한다.
    직장 폴립은 초기에는 항문 내측에 적은 폴립으로 시작하여 중증이 되면 그 폴립이 커져서 항문 밖으로 빠져 손으로 밀어 넣어야 들어가는 정도로 심한 경우도 있다.

- **질 칸디다증**

    음부의 격렬한 가려움과 소량의 백색이나 담황색의 대하가 있다. 가려움증은 수시로 일어나며 주로 성교에 의해 감염한다.

- **척추 분리증**

    과격한 운동이나 심한 작업으로 허리를 혹사하면 악화하는 병으로 척추의 앞쪽 부분과 뒤쪽 부분이 서로 교합을 위하여 붙어 있어야 할 상관절 돌기와 하관절 돌기 사이 뼈가 없어 분리된 상태의 병, 단순히 분리만 되어 있다면 무증상일 때도 많지만 이런 형태의 경우를 지속적으로 가하면 하지에 방산통이 일어나며 저리기 시작한다. 운동과 작업 중에는 다소 동통이 가라앉지만 결과는 더 나빠진다. 이 병을 척추 미끄럼증이라고도 한다.

- **체부백선(버짐)**

    원인균의 감염에 따라 증세는 다르나 체간에 쌀알 크기만 한 흑색의 구진이 발생하여 둥글게 주위에 번진다. 중앙부의 붉은 기운은 엷어지고 테 즉, 둑을 이루고 있는 부분에 구진과 수포가 발생하여 가려운데 그 가려운 정도는 원인균에 따라 차가 있다.

- **추간판 탈출증**

  갑자기 무거운 것을 들거나 하여 허리가 삐끗하며 발병하는 질환으로 허리에 격렬한 동통이 일어나 움직일 수 없게 된다. 이 경우 낫지 않고 방치하여 만성이 되면 소위 좌골 신경통이 되어 요부에서 하지 한쪽에 심한 둔통이 발생한다.

- **충수염(맹장염)**

  우측 어깨, 우측 등, 우측 팔 등에 동통이 확산한다. 대개 지방이 많은 식사 후에 발생한다.

- **췌낭포**

  췌장에 혹과 유사한 종류가 생기는 병으로 주 증세로는 복통, 식욕부진, 구역, 구토, 소화불량 등의 증세가 대부분 나타나지만 작은 것과 자각 증세가 없는 것이 많아 자신도 모르고 경과하다가 우연히 초음파 검사나 CT에 의해 발견되기도 한다. 큰 낭포는 탁구공보다 약간 큰 것도 있는데 이때는 상복부 표면에 단단한 종류가 만져진다. 그러나 수술하여 절제하면 치료가 된다.

- **카포지수두양발진증**

  습진이 발생한 부위에 집합적으로 수포가 발생하여 농포와 궤양이 생기고 고열과 식욕부진, 그리고 림프절이 부어 동통이 있다.

- **쿠싱 증후군(쿠싱병)**

  부신피질에서 하이드로코티손이 과다하게 분비되는 질환을 말하는데 증세로는 안면 피하에 지방이 많이 침착하기 때문에 만월양안모가 된다. 또 안면 피부가 붉어지며 가슴이나 배에 지방이 침착하여 비만해지나 반대로 팔과 다리는 오히려 가늘어진다. 당뇨병, 고혈압이 일어나며 성욕 감퇴, 근력저하, 다모, 여드름, 여성의 경우 무월경 등이 일어난다. 쿠싱 증후군에서 제일 해로운 것은 부신피질 호르몬의 경구투약이거나 주사를 하면 병은 보다 악화된다.

- **크론병**(국한성 회장염)

    설사와 복통이 주 증상으로 복부 바깥쪽에서 말랑말랑한 응어리가 만져지는 수도 있다. 병세가 보다 경과하면 발열, 빈혈, 체중감소를 볼 수 있다.

- **통풍**

    이 질환은 혈액 속에 들어 있는 요산이 비정상으로 증가하는 질환으로 증세는 엄지 발바닥 관절에 갑자기 심한 통증과 염증이 일어난다. 통풍 발작은 갑자기 발증하여 보통은 3~4일에서 스스로 나아버리는 경우가 많고 중증도 1~2주 이내에 스스로 낫는 특징이 있다.
    그러나 이와 같이 자연히 나았다 하여 완치된 것이 아니며 언제 또 발작을 계속 되풀이하게 되면 급성에서 만성이 되어 지속적으로 동통은 계속하고 한군데에서 여러 부위의 관절에 동통이 일어나기도 한다. 심한 통풍 결절에서는 요산이 침착한 부위의 뼈가 침식되어 파괴되는 것도 있다.

- **특발성 심근증**

    무증상일 경우도 있으나 대개는 동계, 숨참, 호흡곤란 흉통, 부종, 전신권태감, 부정맥 등이 나타나기도 하는데 증세가 심하면 실신하는 수도 있으나 회복한다.

- **파상열**(브루셀라증)

    발열과 두통, 오한, 요통, 근육통, 빈혈을 동반한다.

- **파상풍**

    초기에는 전신권태, 불면증으로 시작하여 어느 날 입이 벌어지지 않게 되고 점점 근육통, 요통, 호흡곤란이 일어난다. 입원치료를 해야 한다.

- **패혈증**

    고열, 오한, 두통, 근육통, 관절통 등이 있고 이 밖에 발진과 출혈반이 생기기도 한다.

- **편두통**

    20~30대의 여성에게 많이 발병하는 질환으로 남자보다 여자가 약 2.5배가 많

다고 한다. 머리 한쪽이 주로 쑤시고 아프며 약 1시간에서 통증이 극도에 도달하면 구역, 구토도 수반한다.

- **폐결핵**
  대표적인 증세로 기침과 객담이 나오며 혈담, 객혈, 흉통, 미열, 식은땀, 전신권태, 체중감소, 경미한 호흡곤란 등이 있다.

- **폐기종**
  폐기종의 진행에 따라 점점 증세가 심해지는데 일반적으로 숨이 차고 감기에 걸리면 보다 심해진다. 숨이 차는 정도가 심할수록 심장도 심히 두근거린다. 동맥혈 속의 산소가 부족하고 환원, 헤모글로빈의 양이 늘어나므로 청색증이 나타나기도 한다.

- **폐렴**
  급격한 고열, 두통, 오한, 기침, 가래, 호흡곤란, 흉통 등이 심할 때는 일반적으로 세균성으로 간주되지만 열이 미열일 때는 바이러스성 폐렴일 때가 많다.

- **폐암**
  폐암의 초기에는 정상 건강인과 같이 특별한 증상이 없다. 그러나 병의 진행에 따라 다음과 같은 증세가 나타난다. 초기는 주로 기침으로 시작하여 객담이 나오는 수도 있고 더러 그와 반대일 때도 있다. 객담은 여러 가지 성상으로 나타나기 때문에 정확하게 말할 수 없고 가끔 객담 속에 약간의 혈액이 섞여 있을 때가 있어 자세히 관찰하면 혈액이 실을 늘인 것 같이 섞여 있는 것을 볼 수 있다. 병이 더욱 진행하여 악화하면 흉통, 배부통, 호흡곤란 등이 일어난다.

- **풍진**
  고열을 수반하며 전신에 좁쌀 같은 크기의 붉은 발진이 발생하며 귀 뒤와 목 등의 림프절과 목의 동통과 눈의 충혈과 약간의 기침도 있다.

- **피부근염**
  근육에 힘을 줄 수 없게 되고 심해지면 보행도 못하며 팔놀림이 안 되어 머리에

빗질도 못 하게 된다. 볼과 눈 주위에 약간 붉은 자색의 홍반이 생기기 시작하여 장차 흉부, 손가락, 팔꿈치, 무릎 등에 홍반과 부종이 발생한다.

- **하계열**

  더운 여름에 일어난다 하여 하계열이라 한다. 주로 유아에게 많이 발병하는 병으로 더운 여름날이 계속되면 수일 동안 해열되지 않고 38~39도의 열이 난다. 이 열은 주로 밤중에서 아침에 높고 시원해지면 열도 같이 내린다.

- **혈소판 감소성 자반증**

  혈소판은 혈관의 손상으로 출혈이 되면 곧 그 부위에 집합하여 혈전을 형성하여 그곳을 막아 계속되는 출혈을 정지하는 역할을 하는데 혈소판이 감소되면 증세로서 피부나 점막에 자반이 발생하고 잇몸이나 요로에서 출혈하는 수가 있다. 여성의 경우 성기출혈이나 월경도 대단히 많아지기 쉽다. 혈소판 감소성 자반증은 급성적인 것과 만성적인 것이 있는데 급성은 출혈이 급격히 일어나고 만성은 서서히 일어난다. 이 질환이 중증일 때는 위나 장에서도 출혈이 일어나며 두개 내에서도 출혈이 일어나 사망하는 수도 있다.
  일반적 증세로는 지속적인 비출혈, 잇몸출혈, 성기출혈, 자반(피부에 멍이 든다), 피부의 적은 상처에도 많은 출혈 등 출혈이 주 증세이다.
  정상적인 사람의 혈소판의 치수는 혈액 1㎣ 가운데 15~35만인데 10만 이하가 되면 그 정도에 따라 출혈이 쉬워진다.

- **협심증**

  전 흉부, 가슴 중앙 또는 약간 좌측에 격렬한 동통을 일으키는 질환, 일반적으로 가슴을 꽉 조이는 듯한 느낌의 동통이 1~5분 이내에 소실된다.

- **홍색 한진**

  좁쌀 크기만 한 적색 소수포성의 구진이 발생하여 소양증이 심하다. 땀을 많이 흘리는 비만한 사람에게 많이 발병한다. 대개 여름철에 많이 발병한다.

- **홍역**

  감기와 유사한 증상이 약 2~3일간 지속하다가 결막충혈 입안에 반점이 생기고 내린 열이 다시 오를 때쯤에서 전신에 발진이 발생한다.

- **화농성 관절염**

    우선 발열을 수반하며 관절이 빨갛게 붓고 아프며 화농하여 움직일 수가 없다. 열이 높을 때만 오한, 두통, 전신권태, 식욕부진 등도 있으나 발병한 관절의 동통이 보다 심하다.

- **후두 신경통**

    갑자기 호흡이 멎고 호흡마다 천명 음이 나며 음식을 삼킬 수가 없다. 보다 중증은 청색증, 의식의 소실, 경련, 대소변의 실금을 한다.

- **흉막염**

    흉통과 복근으로 시작하여 호흡 시 동통이 심하다. 기침, 객담, 호흡곤란, 숨참, 발열, 전신권태감도 수반한다.

- **희발 월경**

    월경 주기가 40~60일 이내로 길다. 원인으로는 주로 뇌하수체나 간뇌의 이상과 갑상선 기능 항진증 등에 의해 일어난다.

## 우리 집에
## 병원이 있다

초판 1쇄 발행 2025. 3. 26.

**지은이** 손용섭
**펴낸이** 김병호
**펴낸곳** 주식회사 바른북스

**편집진행** 황금주
**디자인** 양헌경

**등록** 2019년 4월 3일 제2019-000040호
**주소** 서울시 성동구 연무장5길 9-16, 301호 (성수동2가, 블루스톤타워)
**대표전화** 070-7857-9719 | **경영지원** 02-3409-9719 | **팩스** 070-7610-9820

•바른북스는 여러분의 다양한 아이디어와 원고 투고를 설레는 마음으로 기다리고 있습니다.

**이메일** barunbooks21@naver.com | **원고투고** barunbooks21@naver.com
**홈페이지** www.barunbooks.com | **공식 블로그** blog.naver.com/barunbooks7
**공식 포스트** post.naver.com/barunbooks7 | **페이스북** facebook.com/barunbooks7

ⓒ 손용섭, 2025
ISBN 979-11-7263-263-2 03510

•파본이나 잘못된 책은 구입하신 곳에서 교환해드립니다.
•이 책은 저작권법에 따라 보호를 받는 저작물이므로 무단전재 및 복제를 금지하며,
이 책 내용의 전부 및 일부를 이용하려면 반드시 저작권자와 도서출판 바른북스의 서면동의를 받아야 합니다.